护理学（师）单科一次过

专业实践能力　特训900题

（第二版）

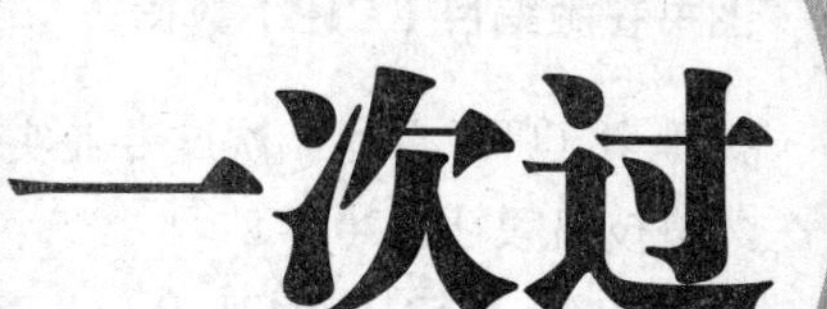

主　编　夏桂新

副主编　杨晓燕　王黎英

编　委（以姓氏笔画为序）

王巧玲　孔珊珊　吕　青　刘　敏　刘　鹏　刘照振　孙　燕
杨　芬　杨雪莹　李凤霞　李桂兰　宋志宇　张丽娜　张晓寒
张景春　邵留影　苗茂云　郑晓英　孟凌春　段慧琴　夏　磊
夏春召　夏艳丽　倪同上　黄　萍　曹媛媛　梁雪萍

中国健康传媒集团
中国医药科技出版社

内容提要

本书由多年从事护理学专业职称考试考前培训的专家老师精心编写而成。书中内容结合近年考试真题和未来考试方向，紧密围绕护师资格考试专业实践能力单元的大纲要求，每个科目均包含“题解考点”与“牛刀小试”两大板块，分章节整理并甄选近8年的真题，采用“先试题、附考点、再解析、后答案”的编写方式，以点带面、以题串讲该单元考试内容，便于考生更加有针对性地复习和掌握专业实践能力单元的重要考点，从而高效备考、一举通关。本书旨在为参加护师资格考试的考生提供强大助力，是备战护理学专业职称考试考生的制胜参考用书。

图书在版编目（CIP）数据

护理学（师）单科一次过专业实践能力特训900题 / 夏桂新主编. —2版. —北京：中国医药科技出版社，2018.8

ISBN 978-7-5214-0421-0

Ⅰ. ①护… Ⅱ. ①夏… Ⅲ. ①护理学-资格考试-习题集 Ⅳ. ①R47-44

中国版本图书馆CIP数据核字（2018）第204959号

美术编辑 陈君杞
版式设计 张 璐

出版 **中国健康传媒集团** | 中国医药科技出版社
地址 北京市海淀区文慧园北路甲22号
邮编 100082
电话 发行：010-62227427 邮购：010-62236938
网址 www.cmstp.com
规格 787×1092mm 1/16
印张 13
字数 261千字
初版 2017年12月第1版
版次 2018年8月第2版
印次 2019年1月第3次印刷
印刷 北京市密东印刷有限公司
经销 全国各地新华书店
书号 ISBN 978-7-5214-0421-0
定价 45.00元

前　言

“护考应急包”系列由多年从事护士资格考试与护理学专业职称考试考前培训的专家老师精心编写而成。编者多年来在全国各大医学院校和培训机构巡讲和录制护考课程，积累了丰富的培训经验，深谙考试命题规律，受到广大考生欢迎。应广大考生强烈要求，也为了帮助更多考生通过考试，编者凭借多年来考前辅导的经验和心得体会，参考多种国内外护理学与临床教材，并与多所医学院校老师深入沟通和潜心研究，共同编撰本系列丛书，特别适合参加护理学专业技术资格考试的考生备考使用。本丛书“单科一次过”系列共推出八个分册，内容精练，逻辑严谨，环环相扣，特点阐释如下。

1.《护理学（师）单科一次过》 专为参加护理学（师）单科考试的考生编写，共分为《基础知识特训 900 题》《相关专业知识特训 900 题》《专业知识特训 900 题》《专业实践能力特训 900 题》四个分册。除《专业实践能力特训 900 题》仅包含基础护理学试题外，其余分册试题均紧密围绕考试大纲的内、外、妇、儿四个科目进行划分。每个科目均包含“题解考点”与“牛刀小试”两大版块：（1）【题解考点】秉承“依据‘习题’全解‘考点’”的编撰理念，采用“先试题、附考点、再解析、后答案”的编写方式，方便考生看答案前通过研读解析进行思考分析；（2）【牛刀小试】为整个科目的精选习题，后附答案与精粹解析，利于考生回顾掌握本科目知识点。另外，四个分册书末均附带 2 套模拟试卷，专供考生实战演练。本系列丛书所有试题均由编者精心甄选，所选试题含金量极高，考点覆盖全面，力求使考生做到学习与应试相结合、掌握与备战相贯穿、理论与实践相联系，从而利于培养考生建立自己的解题思路，使护师考试通过变得唾手可得。

2.《护理学（中级）单科一次过》 专为参加护理学（中级）单科考试的考生编写，共分为《基础知识特训 1000 题》《相关专业知识特训 1000 题》《专业知识特训 1000 题》《专业实践能力特训 1000 题》四个分册。适用专业（代码）：护理学（中级）（368）、内科护理（369）、外科护理（370）、妇产科护理（371）、儿科护理（372）、社区护理（373）。各位考生可根据自己的专业类型和复习阶段按需选择。

本丛书“单科一次过”系列旨在为参加护师和主管护师资格考试的考生提供一脉相承的强大助力，意在为更多护理学专业考生实现“白衣天使”的终生神圣梦想保驾护航。

如您在使用本丛书过程中发现不足之处，欢迎随时指出，以便我们不断修订完善。如有护考相关问题，可以通过微信号 xiaxin2017 咨询，也可通过邮箱联系我们，邮箱：xiaguixin123@163.com。在此，预祝各位考生顺利通过护理学职称考试！平步青云晋升！

目 录

题解考点

第一章 绪 论

1. 近代护理形成的时间为

A. 17世纪中叶　　B. 18世纪初　　C. 18世纪中叶　　D. 19世纪中叶

E. 20世纪初

考点：基础护理学–绪论–现代护理的诞生、发展与南丁格尔的贡献

解析：近代护理形成的时间为19世纪中叶。

答案：D

2. 患者男，40岁。车祸伤及双腿，入院后医生立即给予伤口处理、骨折固定。护士给予吸氧，建立静脉通路，测量生命体征，配合医生实施救护，实施系统的整体护理。这属于哪个阶段护理的特点是

A. 以疾病为中心阶段　　B. 以病人为中心阶段

C. 以医生为中心阶段　　D. 以“人”为中心阶段

E. 以人的健康为中心阶段

考点：基础护理学–绪论–现代护理的诞生、发展与南丁格尔的贡献

解析：护士对患者针对疾病采取了救护措施，并把患者当作整体实施了整体护理，属于以病人为中心阶段的护理。以疾病为中心阶段的护理的一切医疗行为都围绕着疾病进行，以消除病灶为基本目标。以病人为中心的护理阶段强化了人是一个整体的思想。

答案：B

3. 世界卫生组织决定提出“2000年人人享有卫生保健”的时间是

A. 1977年　　B. 1978年　　C. 1981年　　D. 1994年

E. 1995年

考点：基础护理学–绪论–现代护理的诞生、发展与南丁格尔的贡献

解析：1977年WHO提出“2000年人人享有卫生保健”的战略目标，对护理的发展起到了极其重要的作用，使“以人的健康为中心的护理”成为必然。

答案：A

4. 我国将护士教育列入中等护理专业教育的时间是

A. 1918年　　B. 1938年　　C. 1943年　　D. 1950年

E. 1985年

考点：基础护理学–绪论–中国护理学发展

解析：1950年第一届全国卫生工作会议将护理教育列入中等专业教育。

答案：D

5. 国际护士理事会1899年成立于哪里

A. 意大利罗马　B. 英国伦敦　C. 美国华盛顿　D. 法国巴黎

E. 瑞士日内瓦

考点：基础护理学–绪论–现代护理的诞生、发展与南丁格尔的贡献

解析：国际护士理事会（ICN）于1899年在英国伦敦成立，1925年迁到日内瓦。后又因多种原因迁到英国、美国等地，1966年重新迁到日内瓦至今。

答案：B

6. 医院内的临床护理工作主要包括基础护理和

A. 护理科研　B. 社区护理　C. 护理管理　D. 专科护理

E. 护理教育

考点：基础护理学–绪论–护理学的任务、范畴及护理工作方式

解析：临床护理包括基础护理和专科护理。

答案：D

7. 以人为中心，以护理程序为基础，以现代护理观为指南，对人实施从生理、心理和社会各个方面的护理，从而使人达到最佳健康状况的护理是

A. 个案护理　B. 功能制护理　C. 小组护理　D. 责任制护理

E. 整体护理

考点：基础护理学–绪论–护理学的任务、范畴及护理工作方式–护理工作方式。

解析：以人为中心，以护理程序为基础，以现代护理观为指南，对人实施全方位的护理的工作方式为整体护理。护理工作模式总结如下表：

护理工作模式	方　法
个案护理	一个患者所需要的全部护理由一名当班护士全面负责
功能制护理	工作中心为主，以岗位分工
小组护理	一个或一组护士负责一组患者的护理方式
责任制护理	由责任护士和相应辅助护士对患者进行有计划、有目的的整体护理
系统性整体护理	以患者和人的健康为中心，全方位的最佳护理

答案：E

8. 不属于心理素质的是

A. 自尊、自爱、自律　B. 有较强的适应能力

C. 有事业心和进取心　D. 胸怀宽容、豁达

E. 乐观、情绪稳定

考点： 基础护理学–绪论–护士素质

解析： 护士心理素质是指：护士应具有较强的进取心（C 排除），不断索取知识，丰富和完善自己，发展智力和培养能力。保持心理健康，乐观、开朗、情绪稳定（E 排除），胸怀宽容、豁达（D 排除）。具有高度的责任心和同情心，较强的适应能力（B 排除），良好的忍耐力及自我控制力，灵活敏捷。具有良好的人际关系，同事间相互尊重，团结协作。自尊、自爱、自律属于思想道德素质（A 错误）。

答案： A

9. 保持乐观、开朗、稳定的情绪，宽容、豁达的胸怀，建立良好的人际关系，属于对护士哪一方面的要求

A. 思想素质　　B. 文化素质　　C. 专业素质　　D. 心理素质

E. 体态素质

考点： 基础护理学–绪论–护士素质

解析： 对护士的要求包括基本的思想品质、科学文化素质、专业素质和心理素质等。保持乐观、开朗、稳定的情绪，宽容豁达的胸怀，建立良好的人际关系，属于心理素质的要求。

答案： D

10. 护士的思想道德素质不包括

A. 热爱护理事业　　B. 自爱、自尊、自信、自强

C. 有较高的慎独修养　　D. 忠于职守，救死扶伤

E. 心理健康，情绪稳定

考点： 基础护理学–绪论–护士素质

解析： 本题考查护士素质。护士素质包括：①思想品德素质：热爱祖国，热爱人民，热爱护理事业（A），有为人类健康服务的奉献精神；具有高尚的道德品质、较高的慎独修养（C）、正确的道德行为，自爱、自尊、自强、自律（B）；能够正视现实、面向未来，追求崇高的理想，忠于职守，救死扶伤（D），廉洁奉公，实行人道主义。②科学文化素质。③专业素质。④体态素质。⑤心理素质。

答案： E

11. 在突发公共卫生事件中，与护理伦理规范不符的是

A. 奉献精神　　B. 自身安全为重　　C. 协作精神　　D. 敬业精神

E. 科学精神

考点： 基础护理学–绪论–护士素质

解析： 排除法。护士应有为人类健康服务的奉献精神，忠于职守，救死扶伤，廉洁奉公，实行人道主义。

答案： B

第二章　护理学的基本概念

1. 护理学的4个基本概念指的是
A. 预防、治疗、护理、环境
B. 病人、健康、社会、护理
C. 人、环境、健康、预防
D. 病人、预防、治疗、护理
E. 人、环境、健康、护理
考点：基础护理学–护理学的基本概念
解析：人、环境、健康、护理是护理学最基本的概念，对这些概念的阐述构成了护理学的理论基础。
答案：E

2. 关于人与护理的描述，不正确的是
A. 人是生理、心理、社会、精神、文化的统一整体
B. 人是一个开放系统
C. 护理的主要功能是帮助个体的人维持机体各系统或各器官功能的协调平衡
D. 护理中的人包括个人、家庭、社区和社会四个层面
E. 护理的最终目标是提高整个人类社会的健康水平
考点：基础护理学–护理学的基本概念–人
解析：人是生理、心理、社会、精神、文化的统一整体，他们之间相互作用，互为影响（A排除）。人作为自然系统中的一个次系统，是一个开放系统，在不断地与其周围环境进行着物质、能量和信息交换（B排除）。护理的功能不能只限于对机体各系统或各器官功能的协调平衡，同时还要注意环境中的其他人、家庭、社区甚至更大的群体对机体的影响（C错误）。护理的服务对象既包括个人、家庭、社区和社会四个层面，也包括从婴幼儿到老年人到整个全人类（D排除）。护理的最终目标不仅是维持和促进个体高水平的健康，而且更重要的应是面向家庭、面向社区，最终达到提高整个人类社会的健康水平（E排除）。
答案：C

3. 最佳健康模式的提出者是
A. Roy
B. Dunn
C. Henderson
D. Orlando
E. Oram
考点：基础护理学–护理学的基本概念–健康
解析：最佳健康模式于1961年由邓恩（Dunn）提出。
答案：B

4. 20世纪80年代以来，影响健康的最主要因素是
A. 环境因素
B. 遗传因素
C. 生物学因素
D. 生活方式

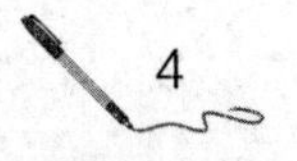

E. 医疗保健服务

考点：基础护理学–护理学的基本概念–健康

解析：影响人类健康的主要因素是生物学因素，包括遗传、年龄、种族、性别等。影响健康的其他因素还包括心理因素、自然环境因素、生活方式、卫生保健设施因素、社会因素等。

答案：C

5. 须考虑舒适和安全两个主要因素的环境是

A. 人文环境 B. 社会环境 C. 外环境 D. 治疗性环境

E. 医院物理环境

考点：基础护理学–护理学的疾病概念–环境

解析：须考虑舒适和安全两个主要因素的环境是治疗性环境。

答案：D

6. 对人类健康保障起决定作用的因素是优良的

A. 生理环境 B. 心理环境 C. 自然环境 D. 社会环境

E. 治疗性环境

考点：基础护理学–护理学的疾病概念–环境

解析：环境因素中的以下因素对健康起着决定性作用：①收入和社会地位；②社会支持网络；③教育文化；④就业和工作环境；⑤社会与自然环境。优良的社会环境是人类健康保障的决定因素。

答案：D

（7～8 题共用备选答案）

A. 食欲减弱 B. 肌肉紧张 C. 气闷不适 D. 头痛、失眠

E. 口干、咽痛

7. 病室内湿度过低易引起患者
8. 病室内湿度过高易引起患者

考点：基础护理学–护理学的基本概念–环境

解析：①病病内湿度过低时，空气干燥，大量水分蒸发，可导致口干舌燥、咽痛、烦渴等。②病室内湿度过高时，机体蒸发作用减弱，出汗受到抑制，病人感觉闷热，气闷不适，尿液排出增多。

答案：E；C

9. 关于环境与护理的叙述，不正确的是

A. 人的内环境是指机体各器官功能与调节机制的运转状态

B. 人的内环境相对稳定，一般不会随外界环境的变化而变化

C. 社会环境是人们为了满足物质和精神文化生活的需要而创设的环境

D. 治疗性环境是适合患者恢复身心健康的环境

E. 舒适和安全是创设治疗性环境要考虑的主要因素

考点：基础护理学-护理学的疾病概念-环境

解析：人的内环境与外环境不断地进行物质、能量和信息交换，会随外界环境的变化而变化。

答案：B

第三章 护理学相关理论

1. 一般系统论的提出者是

A. 佩普劳　B. 奥瑞姆　C. 纽曼　D. 马斯洛

E. 贝塔郎菲

考点：基础护理学-护理学相关理论-系统论

解析：一般系统论的提出者是贝塔郎菲。1937年，他第一次提出了“一般系统论”的概念。1968年，他发表了《一般系统论——基础、发展与应用》，为系统科学提供了纲领性的理论指导。他提出生物学中有机体的概念，强调必须把有机体当作一个整体或系统来研究，才能发现不同层次上的组织原理。

答案：E

2. 关于人的成长与发展的叙述，正确的是

A. 人基本的态度、气质、生活方式不会受到婴幼儿期心理社会发展的影响

B. 成长与发展中，生理的发展先于心理的发展

C. 遗传和环境因素是影响成长与发展的两个最基本因素

D. 人的成长发展是一个连续、匀速进行的过程

E. 发展是生命中不可预期的改变

考点：基础护理学-护理学相关理论-成长与发展理论

解析：排除法。艾瑞克森的心理社会发展理论认为各阶段的发展顺利与否影响后一阶段人格的发展，因此人基本的态度、气质、生活方式会受到婴幼儿期心理社会发展的影响（A错误）。成长与发展中，生理的发展与心理的发展是同时进行的（B错误）；影响成长与发展最基本的两个因素是遗传和环境（C正确）；人的成长发展具有连续性和节段性，并非匀速进行（D错误）；成长与发展具有规律性和可预测性（E错误）。

答案：C

3. 被誉为“现代心理学之父”的是

A. 贝塔朗菲　B. 弗洛伊德　C. 艾瑞克森　D. 皮亚杰

E. 马斯洛

考点：基础护理学-护理学相关理论-成长与发展理论

解析：弗洛伊德是奥地利精神科、神经科医生、精神分析学派的创始人，被誉为“现代心理学之父”。

答案：B

4. 艾瑞克森认为个体解决自我认同与角色紊乱危机的主要时期是
A. 潜在期　B. 青春期　C. 成人早期　D. 成人期
E. 老年期
考点：基础护理学–护理学相关理论–成长与发展理论
解析：艾瑞克森的心理社会发展学说将人格发展分为 8 期。个体解决自我认同与角色紊乱危机的主要时期是青春期。

艾瑞克森的心理社会发展过程

阶段	年龄	危机	正性解决指标	负性解决指标
婴儿期（口感期）	出生～18 个月	相信–不相信	学会相信别人	不信任、退缩或疏远别人
幼儿期（肛肌期）	18 个月～3 岁	自主–羞愧	学会自控而不失自尊，能与人共处	时常出现过度自我约束或依从别人的行为
学龄前期（生殖运动期）	3～5 岁	主动–内疚	敢于有目的地去影响和改变环境，并能评价自己的行为	缺乏自信，态度消极，怕出错，过于限制自己的活动
学龄期（潜在期）	6～12 岁	勤奋–自卑	求得创造与自我发展，并能控制自己的世界	对自己失望，并从学校的学习及同学的交往中退缩下来
青春期	12～18 岁	自我认同–角色紊乱	有自我认同感及发展自身潜能的计划	角色模糊不清，难以进入角色要求
青年期	18～25 岁	亲密–孤独	与异性建立起亲密关系，对工作与家庭尽职尽责	缺乏人际交往，逃避工作或家庭中的责任
成年期	25～65 岁	繁殖–停滞	富有创造性，生活充实，关心他人	纵容自己，自私，缺乏责任心与兴趣
老年期	65 岁以上	完善–失望	感到一生值得，能乐观对待死亡	失望感，鄙视他人

答案：B

5. 患儿男，7 岁。在学校的历次考试中均不及格，常受伙伴的嘲笑和家长的责骂，按照艾瑞克森学说，长此以往患儿将出现的负性社会心理发展结果是
A. 鄙视他人　B. 攻击他人
C. 纵容自己　D. 自卑、失望、退缩
E. 过于依从别人
考点：基础护理学–护理学相关理论–成长与发展理论
解析：根据艾瑞克森的心理社会发展学说，患儿 7 岁时正处于潜在期，面对的危机是勤奋–自卑，将出现的负性社会心理发展结果自卑，充满失败感，容易退缩。
答案：D

（6～8题共用题干）

患儿，5岁，因患麻疹收入传染病院，经治疗后病情好转，但仍因没有小朋友一起玩而闷闷不乐。

6. 根据艾瑞克森的心理社会发展学说，此年龄段患儿主要解决的危机是

A. 信任对不信任　B. 自主对羞愧　C. 勤奋对自卑　D. 主动对内疚

E. 自我认同对角色紊乱

考点：基础护理学–护理学相关理论–成长与发展理论

解析：5岁患儿，根据艾瑞克森的心理社会发展学说，这一年龄判断属于生殖–运动期，因此要解决主动对内疚的危机。

答案：D

7. 如患儿危机解决不良，可能出现的人格障碍是

A. 对他人不信任、退缩　B. 缺乏自信、消极、过于限制自己的活动

C. 自私、纵容自己、缺乏责任心　D. 角色紊乱、缺乏生活目标、甚至堕落

E. 缺乏人际交往能力、退避责任

考点：基础护理学–护理学相关理论–成长与发展理论

解析：在生殖–运动期的儿童，如果总是指责、批评就会使之产生内疚心理，从而缺乏自信、消极、过于限制自己的活动。

答案：B

8. 按皮亚杰的观点，以自我为中心，单方面考虑问题的儿童处于

A. 感觉运动期　B. 前运思期　C. 具体运思期　D. 形式运思期

E. 动思期

考点：基础护理学–护理学相关理论–成长与发展理论

解析：根据皮亚杰的认知发展学说，以自我为中心，单方面考虑问题的儿童处于前运思期。

认知发展过程的四个阶段

分期	年龄	特　点
感觉运动期	0～2岁	婴幼儿通过其身体的动作与感觉来认识周围的世界
前运思期	2～7岁	思维发展到了使用符号的水平，即开始使用语言来表达自己的需要，但思维尚缺乏系统性和逻辑性 以自我为中心，观察事物时只能集中于问题的一个方面而不能持久和分类
具体运思期	7～11岁	摆脱了自我为中心，能同时考虑问题的两个方面或更多方面，如能接受物体数目、长度、面积、体积和重量的改变 想法较具体，开始具有逻辑思维能力
形式运思期	12岁以后	思维迅速发展，进入纯粹抽象和假设的领域 能单独在心中整理自己的思想，并能按所有的可能性作推测和判断

答案：B

9. 患儿，5 岁，因患麻疹收入传染病院，经治疗后病情好转，但仍因没有小朋友一起玩而闷闷不乐。此时患儿未满足的基本需要是

A. 生理的需要　B. 安全的需要　C. 爱与归属的需要　D. 尊重的需要
E. 自我实现的需要

考点：基础护理学–护理理论–人的基本需要层次论

解析：病情好转，孩子因没有小朋友玩，而闷闷不乐是爱与归属的需求没有满足的体现。在生理和安全需求有了基本满足后，就产生了爱与归属的需要。

答案：C

10. 患者女，44 岁。因车祸胸部严重外伤入院。病人存在多方面的需要。按照人的基本需要层次论，应首先满足的需要是

A. 安全的需要　B. 自尊的需要　C. 生理的需要　D. 爱与归属的需要
E. 自我实现的需要

考点：基础护理学–护理理论–人的基本需要层次论

解析：患者严重外伤入院，患者最需要的是维持最基本的生命与生存，即生理的需要。生理需要位于“金字塔”形需要层次的最底部，是需要首先给予满足的需要。

答案：C

11. 患者女，29 岁。是位优秀的舞蹈演员，一次车祸造成下肢骨折入院治疗。经诊治病情稳定，但情绪低落，很少与人交往。护士发现病人常望着自己的腿暗自流泪。她目前未满足的需要是

A. 生理需要　B. 安全需要　C. 自我实现需要　D. 爱与归属需要
E. 自尊需要

考点：基础护理学–护理学相关理论–人的基本需要层次论

解析：患者优秀的舞蹈演员，骨折后情绪低落，望着自己的腿暗自流泪，目前未满足的需要是自我实现的需要。自我实现的需要指个人的潜能得到充分发挥，实现自己在工作及生活上的愿望，并能从中得到满足。

答案：C

12. 马斯洛提出的人类基本需求层次理论不包括

A. 生理的需求　B. 知识的需求　C. 安全的需求　D. 自尊的需求
E. 自我实现的需求

考点：基础护理学–护理学相关理论–人的基本需要层次论

解析：马斯洛需求理论包括生理上的需要，安全上的需要，情感和归属的需要，尊重的需要，自我实现的需要。

答案：B

13. 患者女，50 岁。面部烧伤，恢复期，面部留有疤痕，病人常有自卑感，不愿见人。护士应特别注意满足病人需要的层次是

A. 生理的需要 B. 安全的需要 C. 爱与归属的需要 D. 尊重的需要

E. 自我实现的需要

考点：基础护理学–护理学相关理论–人的基本需要层次论

解析：患者面部烧伤，留有疤痕，有自卑感，需要得到他人的认同和重视，希望被人尊重，因此护士应特别注意满足病人被尊重的需要。

答案：D

（14～16 题共用题干）

患者男，50 岁。2 h 前因突感胸闷，胸骨后疼痛就诊。心电图显示有急性前壁心肌缺血，收入院治疗。护理体检：神志清，合作，心率 108 次/分，律齐。

14. 患者在住院过程中，床边摆满了亲朋好友送来的鲜花，使他得到了

A. 生理的需要 B. 安全的需要 C. 爱与归属的需要 D. 尊重的需要

E. 自我实现的需要

考点：基础护理学–护理学相关理论–人的基本需要层次论

解析：患者住院期间得到亲朋好友的关爱，满足了马斯洛人的基本需要层次论中的爱与归属的需要。爱与归属的需要：包括给予和得到两个方面，即个体需要去爱和接纳别人，同时也需要被别人爱，被集体接纳，以建立良好的人际关系。

答案：C

15. 患者目前需要满足的需要是

A. 生理的需要 B. 安全的需要 C. 爱与归属的需要 D. 尊重的需要

E. 自我实现的需要

考点：基础护理学–护理学相关理论–人的基本需要层次论

解析：急性前壁心肌缺血，生命健康受到威胁，有生理的需要。

答案：A

16. 责任护士将患者安置在离治疗室距离较近的床位，告诉其生命体征正常，一切都在监测之中，请患者安心休息，这是为了满足患者的

A. 生理的需要 B. 安全的需要 C. 爱与归属的需要 D. 尊重的需要

E. 自我实现的需要

考点：基础护理学–护理学相关理论–人的基本需要层次论

解析：护士告知病人病情基本信息，缓解患者对疾病的焦虑恐惧，满足了患者的安全需要。

答案：B

17. 根据马斯洛的理论，对人类基本需要各层次间关系的理解，正确的是

A. 需要层次上移后满足需要的差异性很小 B. 不同层次的需要会出现重叠甚至颠倒

C. 所有需要都必须立即和持续地给予满足 D. 不同层次的需要的位置是固定不变的
E. 各需要层次有其独立性，不会相互影响

考点：基础护理学–护理学相关理论–人的基本需要层次论

解析：不同层次需要可以重叠出现甚至颠倒，只有 B 选项正确。一般情况下，生理需要是最重要的，只有它得到满足之后，人才得以生存，然后才考虑其他的需要。有些需要需立即和持续予以满足（如空气），而有些需要可以暂缓（如食物、睡眠），但它们最终是需要得到满足的。通常是在一个层次的需要被满足之后，更高一层次的需要才出现，并逐渐明显。同一时期，个体可能同时存在多种需要。不同层次的需要会出现重叠甚至出现颠倒的情形。各层次需要间可相互影响，如有些高层次需求并非生存所必需，但它可促进生理功能更加旺盛。随着需要层次的向上移动，各种需要的意义是因人而异的，它是受个人愿望、社会文化影响，受个人心身发展所决定的。有时也受环境或场合的影响，如乘飞机旅行时，安全的需要则占突出地位。层次越高的需要，满足的方式越有差异。

答案：B

18. 指导护士评估患者健康状况，预测患者需要的理论是

A. 学习的理论　　B. 信息交流的理论
C. 人的基本需要层次理论　　D. 人、环境、健康与护理的理论
E. 疾病系统论

考点：基础护理学–护理学相关理论–人的基本需要层次论

解析：可以预测患者需要的理论是马斯洛的人的基本需要层次论。需要层次论可作为护士评估病人资料的理论框架，借助这个理论，护理人员可有系统地、有条理地收集和整理资料，从而避免资料的遗漏。

答案：C

19. 不属于压力源中心理社会因素的是

A. 考试　　B. 火灾　　C. 结婚　　D. 发热
E. 搬迁

考点：基础护理学–护理学相关理论–压力理论

解析：结合选项，不属于心理社会性压力源的是发热，发热属于生理性压力源。

答案：D

20. 在压力理论中，“不祥的预感”属于

A. 生理性压力源　　B. 心理性压力源　　C. 社会性压力源　　D. 物理性压力源
E. 文化性压力源

考点：基础护理学–护理学相关理论–压力理论

解析：压力是指能刺激个体产生应激反应的因素。生理性的压力源：饥饿、疲劳、生病、疼痛；心理性的压力源：焦虑、恐惧、生气、挫折等；社会性的压力源：人际关系

紧张、孤独、学习成绩不理想等；物理性的压力源：温度过冷过热、光线过亮过暗、噪音过大；化学性的压力源：水、空气污染，药物副作用等；文化性的压力源：文化环境的变化引起的紧张、焦虑等。

答案：B

21. 压力反应警告期的临床表现是

A. 肌紧张度增加　B. 心跳减慢　C. 血压下降　D. 呼吸减慢

E. 血糖降低

考点：基础护理学–护理学相关理论–压力理论

解析：警告期机体会出现一系列以交感神经兴奋为主的改变，如血糖、血压升高、心跳加快、肌肉紧张度增加（A 正确）。这种复杂的生理反应的目的就是动用机体足够的能量以克服压力。

答案：A

22. 护士的首要职责是

A. 提供健康照顾　B. 协调护理工作　C. 传授健康知识　D. 护理研究工作

E. 进行沟通交流

考点：基础护理学–护理学相关理论–护士角色

解析：提供健康照顾是护士的首要职责。护理人员所扮演的多重角色中，护士作为护理者，应照顾病人，为病人提供直接的护理服务，满足病人生理、心理和社会各方面的需要。

答案：A

（23～25 题共用备选答案）

A. 病人角色行为缺如　B. 病人角色行为冲突

C. 病人角色行为强化　D. 病人角色行为消退

E. 病人角色行为适应

23. 病人经过治疗后，恢复了社会生活能力，但表现出依赖性增强，安于病人角色，属于

24. 病人没有进入病人角色，不承认自己是病人，属于

25. 现在的病人角色与健康时承担的角色行为不协调，属于

考点：基础护理学–护理学相关理论–角色理论

解析：①本题考查的是病人角色强化。角色行为强化指病人安于病人角色，对自我能力表示怀疑，产生退缩和依赖心理；也使病人免除了其原来的社会责任。②本题考查的是病人角色缺如。病人没有进入病人角色，不承认自己是病人，不能很好地配合医疗和护理是角色行为缺如。③病人在适应病人角色的过程中，与其患病前承担的各种角色发生心理冲突而引起的行为不协调为病人角色行为冲突。

答案：C；A；B

（26～28 题共用备选答案）

A. 在现实生活中的社会位置及相应的权利、义务和行为规范

B. 没有进入患者角色，不承认自己是患者，不能很好地配合医疗和护理
C. 患者与其患病前的各种角色发生心理冲突而引起行为的不协调
D. 安于患者角色，对自我能力表示怀疑，产生退缩和依赖心理
E. 适应患者角色后，由于某种原因，又重新承担起本应免除的社会角色的责任

26. 角色行为强化是指
27. 角色行为缺如是指
28. 角色行为冲突是指

考点：基础护理学–护理学相关理论–角色理论

解析：(1)角色行为强化是指病人安于病人角色，对自我能力表示怀疑，产生退缩和依赖心理；也使病人免除了其原来的社会责任。(2)角色行为缺如是指没有进入患者角色，不承认自己是患者，不能很好地配合医疗和护理。(3)角色行为冲突是指患者与其患病前的各种角色发生心理冲突而引起行为的不协调。

答案：D；B；C

第四章　护理理论

1. 符合纽曼对“初级预防”阐述的是
A. 采取早期诊断、治疗和护理措施
B. 预防应激原侵犯或减少侵犯的可能，加强机体正常防御
C. 帮助病人预防并发症
D. 帮助病人进行康复锻炼
E. 采取预防措施使其在受到侵犯后恢复平衡

考点：基础护理学–护理理论–纽曼健康系统模式

解析：纽曼认为护理干预是通过三级预防来完成的。包括初级预防、二级预防和三级预防。其中初级预防是当怀疑有应激原或虽已有应激原但尚未发生反应时进行的干预，从而预防应激原侵犯或减少其侵犯的可能，加强机体正常防御，如进行健康教育等。

答案：B

（2～3题共用备选答案）
A. 初级预防　　B. 一级预防　　C. 二级预防　　D. 三级预防
E. 四级预防

2. 按照纽曼健康系统模式，当怀疑或发现压力源确实存在，而压力反应尚未发生时，应采取的预防措施是
3. 按照纽曼健康系统模式，护士发现护理对象已出现疾病的症状和体征，应采取的预防措施是

考点：基础护理学–护理理论–纽曼健康系统模式

解析：①当怀疑或发现压力源确实存在，而压力反应尚未发生时，一级预防便可开始。

②压力源穿过正常防线，个体表现出压力反应即出现症状、体征时，就可开始二级水平的干预，即早期发现病例、及时治疗、增强抵抗线。

答案：B；C

（4～5题共用备选答案）

A. 摄入空气、水、食物　　B. 维持独处和社会交往的平衡

C. 应对失去亲人的情况　　D. 患病后做出相应的生活方式改变

E. 预防对健康有危害的因素

4. 根据Orem自理模式的内容，属于健康偏离时的自理需求的是

5. 根据Orem自理模式的内容，属于发展性的自理需求的是

考点：基础护理学–护理理论–奥伦自理理论

解析：（1）健康偏离性自我需要是指个体发生疾病、遭受创伤及特殊病理变化或在诊断治疗过程中产生的需要。（2）发展性的自理需要是指在生命发展过程中各阶段特定的自理需要以及在某种特殊情况下出现的需要。如儿童期、青春期、妊娠期、围绝经期的自理需要，丧亲者的适应和调整，对新环境、新工作的适应等；普遍型自理需求主要包括对空气、水、食物排泄，维持活动与休息平衡，维持独处与社交平衡，预防有害因素。

答案：D；C

6. 对奥瑞姆提出三种护理补偿系统的理解，正确的是

A. 当病人自理能力完全丧失时，应用支持教育系统

B. 部分补偿系统应用于病人自理能力丧失时

C. 全补偿系统中只有支持教育需要病人参与自理活动

D. 全补偿系统要求病人参与自理活动

E. 支持教育系统是病人有能力学习自理方法，但必须在护士帮助下完成

考点：基础护理学–护理理论–奥伦自理理论

解析：全补偿系统适用于病人无自理能力，用于昏迷、意识清醒但无法行动，或意识不清患者，病人不能参与护理活动，所以，A、C、D项均错误；部分补偿系统适用于病人部分自理能力丧失时，B项错误；支持教育系统，病人可执行部分自理方法，但需护士帮助。E项正确。

答案：E

7. 患者男，55岁。脑血管意外，长期卧床，无自理能力。根据奥瑞的自理模式，这时护士提供的护理应属于的补偿系统是

A. 全补偿系统　　B. 部分补偿系统　　C. 支持系统　　D. 教育系统

E. 辅助系统

考点：基础护理学–护理理论–奥伦自理理论

解析：患者长期卧床，无自理能力，需要护士提供全面的帮助，应提供全补偿系统的护理。全补偿系统适用于病人无自理能力，用于昏迷、意识清醒但无法行动，或意识不清

的患者，病人不能参与护理活动。

答案：A

（8～9 题共用备选答案）

A. 全补偿系统　　B. 部分补偿系统　　C. 支持教育系统　　D. 预防系统

E. 帮助系统

8. 根据自理模式理论，对糖尿病患者进行护理时应采用

9. 根据自理模式理论，对昏迷患者进行护理时应采用

考点：基础护理学–护理理论–奥伦自理理论

解析：（1）糖尿病为慢性病，病人多数有能力执行或学习一些必需的自理方法，但需要护士的帮助，适合采用支持教育系统。（2）昏迷患者无自理能力，应采用全补偿护理系统。

答案：C；A

10. 患者女，52 岁。因饮食量增加但体重减轻，多次检查空腹血糖均≥8.5 mmol/L，按糖尿病进行治疗，病情好转，准备近日出院。护士对其进行血糖仪使用方法的指导，属于奥伦自理理论的

A. 全补偿护理系统　　B. 全代偿护理系统

C. 部分补偿护理系统　　D. 部分代偿护理系统

E. 支持–教育系统

考点：基础护理学–护理理论–奥伦自理理论

解析：糖尿病为慢性病，病人患者病情好转，准备出院，护士对其进行健康教育，属于支持–教育系统的护理。适合采用支持教育系统的多数病人有能力执行或学习一些必需的自理方法，但需要护士的帮助。

答案：E

（11～12 题共用题干）

患者男，37 岁。胃大部切除手术后第 7 天，有一定的自理能力。

11. 按照奥伦的护理理论，护士可给予

A. 基本护理系统　　B. 全补偿护理系统

C. 支持教育系统　　D. 部分补偿护理系统

E. 健康教育系统

考点：基础护理学–护理理论–奥伦自理理论

解析：病人有一定的自理能力，适用于部分补偿系统。

答案：D

12. 护士在实施护理过程中，对奥伦的护理理论观点体会，不妥的是

A. 其基本精神是研究人的自理需要

B. 自理是人本能的行为

C. 护理是帮助病人克服影响实现自理能力的阻力
D. 护理技术包括人际交往与对机体进行调整的技术
E. 护理活动随着一个人的健康状况而适当改变

考点： 基础护理学–护理理论–奥伦自理理论

解析： 奥伦自理理论认为自理是人类的本能，即从事自我照顾的能力。护理所关心的是个体的自我照顾能力在特定时期是否能满足其自我照顾需要即自理需要。个体的普遍性自理需要、发展性自理需要及健康偏离性自理需要共同构成了在特定时期个体总的自理需要。护理是预防自我护理缺陷发展并为不能自护者提供治疗的活动，是帮助人获得自护能力的过程，它是一种服务，一种助人方式，而不是有形商品（C 错误）。

答案： C

13. 在 Orem 的自理模式中，对护理学基本概念的阐述，不正确的是
A. 护理是一种服务和助人的方式
B. 护理是克服自理缺陷发展的活动
C. 环境是人以外的所有因素，社会希望人能自我管理
D. 人是有能通过学习行为来达到自我照顾需要的
E. 健康是指人的生理和心理两方面的完好状态

考点： 基础护理学–护理理论–奥伦自理理论

解析： 在 Orem 的自理模式中，健康是生理、心理和社会的完好适应状态，因此答案 E 是错误的，其他四个选项的表述都是正确的。奥伦自理理论与护理四个概念的关系：（1）人：人是一个具有生理、心理、社会及不同自护能力的整体，人具有学习和发展的潜力，人的自护能力是后天学得的。（2）健康：良好的生理、心理、人际关系和社会适应是人体健康不可缺少的组成部分，健康就是一种最大限度的自护。（3）环境："存在人的周围并影响人的自护能力的所有因素"均为环境。（4）护理：护理是预防自我护理缺陷发展并为不能自护者提供治疗的活动，是帮助人获得自护能力的过程，它是一种服务，一种助人方式，而不是有形商品。

答案： E

14. 罗伊适应模式对四个护理学基本概念的阐述，正确的是
A. 健康是一种完整的适应状态
B. 人在适应环境变化时无须付出能量
C. 护理的目标是促进人在生理功能式的适应
D. 人是一个适应系统，具有生物、心理和社会属性
E. 人是通过生理调节维持身体平衡而达到适应

考点： 基础护理学–护理理论–罗伊适应模式

解析： 罗伊认为健康是个体"成为一个完整和全面的人的状态和过程"（A 错误）；人在适应环境变化时不断与环境进行着信息物质和能量的交换（B 错误）；护理的目标是促进人在四个适应层面上的适应性反应（C 错误）；人是具有生物、心理和社会属性的

有机整体，是一个适应系统（D 正确）；人通过生理调节器与认知调节器共同维持身体平衡（E 错误）。

答案：D

15. 罗伊适应模式中对“人”的阐述，不正确的是

A. 人是一个适应系统

B. 包括个体、家庭、群体、社区人群

C. 人不断调整自己去适应变化的环境

D. 人体的生理调节器和认知调节器构成了适应的过程

E. 人的适应性反应体现在生理功能和角色功能保持平衡状态

考点：基础护理学–护理理论–罗伊适应模式

解析：选项 E 错误，人的适应性反应体现在生理功能、自我概念、角色功能、相互依赖四个方面的平衡。其余选项均正确。

答案：E

（16～17 题共用备选答案）

A. 熟悉期　　B. 认识期　　C. 确认期　　D. 开拓期

E. 解决期

16. 患者男，61 岁。确诊直肠癌入院治疗。入院后护士热情接待病人，详细介绍病房的环境及注意事项等。根据佩普劳人际关系模式，这一阶段属于

17. 患者在直肠癌根治术后不接受造瘘口，经过护士的沟通鼓励后，患者积极主动参与到造瘘口的护理中，逐渐建立自我责任感，自信乐观。根据佩发劳人际关系模式，患者现在这一阶段属于

考点：基础护理学–护理理论–佩普劳人际关系模式

解析：①佩普劳人际关系模式分为 4 个连续阶段：认识期、确认期、开拓期和解决期。题干中，患者刚入院，护士接待病人并进行相关介绍，帮助患者了解住院相关问题，属于认识期（B 正确）。②患者在护士的帮助下显示出了主动性，并逐渐建立自我责任感，调整为自信，属于开拓期。开拓期病人也会逐渐意识到从提供的服务中取得帮助就能使情况好转，并对学习为了达到目标应有的适当行为显示出主动性。他可能主动对自我照顾发生兴趣，开始参与自我照顾，并通过自我决定，逐渐建立自我责任感，向着自信和独立进行调整。

答案：B；D

18. 强调护患关系在护理中作用的理论是

A. 保健系统模式　　B. 自理模式　　C. 适应模式　　D. 人际间关系模式

E. 人类基本需要层次论

考点：基础护理学–护理理论–佩普劳人际关系模式

解析：强调护患关系在护理中作用的理论是佩普劳人际关系模式。人际关系模式的重

点是病人或护理对象和护士之间的人际关系的形成与终止过程。

答案：D

19. 佩普劳护患关系形成过程不包括

A. 认识期　B. 指导期　C. 确认期　D. 开拓期

E. 解决期

考点：基础护理学–护理理论–佩普劳人际关系模式

解析：佩普劳护患关系形成过程包括认识期、确认期、开拓期和解决期。

答案：B

20. 人际关系模式的提出人是

A. 纽曼　B. 罗伊　C. 奥伦　D. 马斯洛

E. 佩普劳

考点：基础护理学–护理理论–佩普劳人际关系模式

解析：佩普劳提出了人际关系模式，该模式的重点是护理对象和护士之间的人际关系的形成与终止过程，包括认识期、确认期、开拓期、解决期。

答案：E

21. 患者可以根据需要和利益得到所有可能的服务属于佩普劳人际关系模式的

A. 认知期　B. 指导期　C. 确认期　D. 开拓期

E. 解决期

考点：基础护理学–护理理论–佩普劳人际关系模式

解析：可以根据需要和利益得到所有可能的服务属于佩普劳人际关系模式的开拓期。佩普劳将人际关系（护患关系）分为4个连续的阶段，即认识期、确认期、开拓期和解决期。①认识期：初次见面，了解问题，明确存在的问题。②确认期：确定适当的专业帮助，患者对满足其需要者做出一定反应。③开拓期：此期病人可以得到根据其需要和利益而提供的所有可能的服务。病人也会逐渐意识到从提供的服务中取得帮助就能使情况好转，并对学习为了达到目标应有的适当行为显示出主动性。他可能主动对自我照顾发生兴趣，开始参与自我照顾，并通过自我决定，逐渐建立自我责任感，向着自信和独立进行调整。④解决期：患者的需要得到满足，治疗性关系可以结束。

答案：D

22. 患者女，66岁。因“消化性溃疡”入院，自护患认识后，每当患者遇到一些自己不能理解的治疗护理问题，完全依赖护士给予帮助。按照佩普劳人际关系模式理论，她与护士的关系处于

A. 发展期　B. 开拓期　C. 认识期　D. 确认期

E. 解决期

考点：基础护理学–护理理论–佩普劳人际关系模式

解析：本题考查佩普劳人际关系四阶段的特点。题干中，患者对护理治疗完全依赖，是

确定专业性帮助的时期，属于确认期。佩普劳将人际关系（护患关系）分为4个连续的阶段：(1)认识期：是护士和患者见面后互相认识的阶段。此时护士需要帮助患者认识所发生的问题。(2)确认期：是确定适当的专业性帮助的时期。在这阶段，患者对能满足其需要者作出一定的反应，一般有以下3种不同情况：①独立自主，不依赖护士；②与护士分担、相互依赖；③被动地完全依赖护士。这一阶段要求双方有更多的理解，才有利于患者作出适当的选择。(3)开拓期：患者可以得到根据其需要和利益而提供的所有可能的服务。患者也会逐渐意识到从提供的服务中取得帮助就能使情况好转，并对学习为了达到目标应有的适当行为显示出主动性。他可能主动对自我照顾发生兴趣，开始参与自我照顾，并通过自我决定，逐渐建立自我责任感,向着自信和独立进行调整。(4)解决期：此期患者的需要已经在护士和患者的共同努力下得到满足，因而他们之间的治疗性关系已经可以结束。

答案：D

第五章　医疗服务体系

1. 一级医院指的是

A. 农村乡、镇卫生院和城市街道医院

B. 诊治专科疾病而设置的医院

C. 全国、省、市直属的市级大医院

D. 医学院的附属医院

E. 一般市、县医院及省辖市的区级医院

考点：基础护理学–医疗服务体系–医院

解析：一级医院是提供社区初级卫生保健的主要机构。如农村乡镇卫生院、城市街道医院、地市级的区医院和某些企事业单位的职工医院，是我国三级医疗网络的基础。

答案：A

2. 下列属于一级医院的是

A. 全国、省、市直属的市级大医院

B. 市、县医院及省辖市的区级医院

C. 农村乡、镇卫生院和城市街道医院

D. 诊治专科疾病而设置的医院

E. 医学院的附属医院

考点：基础护理学–医疗服务体系–医院

解析：一级医院是直接向具有一定人口（≤10万）的社区提供医疗、预防、保健和康复服务的基层医疗卫生机构，如农村乡镇卫生院、城市街道医院、地市级的区医院和某些企事业单位的职工医院。B为二级医院，D为专科医院，A、E为三级医院。

答案：C

3. 关于医院的任务，叙述错误的是

A. 指导基层和计划生育的技术工作

B. 保证教学和科研任务的完成

C. 以医疗为中心

D. 做好扩大预防

E. 以科研为主

考点： 基础护理学–医疗服务体系–医院

解析： 医院的任务是以医疗工作为中心，在提高医疗质量的基础上，保证教学和科研任务的完成，并不断提高教学质量和科研水平。同时做好扩大预防、指导基层和计划生育的技术工作。

答案： E

4. 不属于社区卫生服务特点的是

A. 针对性　B. 综合性　C. 连续性　D. 广泛性

E. 实用性

考点： 基础护理学–医疗服务体系–社区卫生服务

解析： 社区卫生服务具有广泛性、综合性、连续性和实用性的特点。

答案： A

5. 某社区卫生服务站，负责社区内居民的预防、保健、医疗、康复和健康教育及计划生育，这属于社区护理的

A. 广泛性　B. 综合性　C. 连续性　D. 实用性

E. 整体性

考点： 基础护理学–医院服务体系–社区卫生服务

解析： 社区服务站负责居民的预防、保健、医疗、康复、健康教育、计划生育等多方面，体现了社区护理的综合性。

答案： B

6. 初级卫生保健的承担者是

A. 基层医院　B. 社区卫生工作者

C. 卫生行政部门　D. 综合性医院的医生

E. 综合性医院的医生和护士

考点： 基础护理学–医疗服务体系–卫生服务策略

解析： 初级卫生保健一般由社区卫生工作者承担。

答案： B

7. “健康新视野”提出，未来工作方向的侧重点是

A. 生命的培育　B. 生命的保护　C. 健康的保护　D. 晚年的生活质量

E. 从疾病转向健康促进方面

考点： 基础护理学–医院服务体系–卫生服务策略

解析： 《健康新视野》明确指出：未来的工作方向必须将侧重点从疾病本身转向导致疾病的危险因素和促进健康方面；未来的卫生干预必须是以人为中心，以健康状况为中心；健康保护与健康促进是未来年代的两个核心概念。

答案： E

第六章　沟　通

1. 护士与昏迷患者间适用的关系模式是

A. 主动–被动型模式

B. 指导–合作型模式

C. 指导–被动型模式

D. 共同参与型模式

E. 被动参与型模式

考点：基础护理学–沟通–护士与病人的关系

解析：昏迷患者由于无法表达自己意见，只能被动地接受护士的护理活动，因此使用的关系模式为主动–被动型模式。护患关系的基本模式如下表：

类型	主动–被动型	指导–合作型	共同参与型
特点	“护士为患者做治疗”	“护士告诉患者应该做什么和怎么做”	“护士积极协助患者进行自我护理”
原型	母亲与婴儿的关系	母亲与儿童的关系	成人与成人的关系
护士形象	“保护者”	“指导者”	“同盟者”
适用	不能表达主观意愿、不能与护士进行沟通交流的患者，如神志不清、休克、痴呆以及某些精神病患者、昏迷状态、全麻手术过程中或婴幼儿	病人病情较重，但神志清醒的情况，如急性患者和外科手术后恢复期的患者	具有一定文化知识的慢性疾病患者

答案：A

2. 男性，45 岁。2 型糖尿病，多食、多饮、多尿、消瘦。护士通过收集资料了解到该病人存在知识缺乏，并为其制订护理计划，此时护士与病人处于护患关系发展时期的

A. 熟悉期　B. 工作期　C. 开始期　D. 解决期

E. 结束期

考点：基础护理学–沟通–护士与病人的关系

解析：从该题题干所给信息可看出，护士在收集资料制订护理计划，具体的护理行动还没开始，因此属于开始期。

答案：C

3. 在建立护患关系初期，护患关系发展的主要任务是

A. 对病人收集资料

B. 确定病人的健康问题

C. 为病人制定护理计划

D. 与病人建立信任关系

E. 为病人解决健康问题

考点：基础护理学–沟通–护士与病人的关系

解析：在建立护患关系初期，此期的任务主要是护患之间建立信任关系，并确定病人的

需要，信任关系是建立良好护患关系的决定性因素之一。

答案： D

4. 达到分享感觉的最高境界的沟通层次是

A. 一般性沟通　B. 分享感觉　C. 分享个人的想法　D. 一致性的沟通

E. 陈述事实的沟通

考点： 基础护理学–沟通–护士与病人的沟通

解析： 达到分享感觉的最高境界的沟通层次是一致性沟通（共鸣性沟通），不说话也可了解。

答案： D

（5～6题共用备选答案）

A. 分享感觉　B. 一般性沟通　C. 一致性沟通　D. 陈述事实的沟通

E. 分享个人的想法

5. 沟通基本层次中最高层次的沟通是
6. 沟通基本层次中不掺杂个人意见的客观沟通属于

考点： 基础护理学–沟通–护士与病人的沟通

解析：（1）沟通基本层次中最高层次是一致性沟通，也称共鸣性沟通，即不说话也可了解。（2）沟通基本层次中不掺杂个人意见的客观沟通属于陈述事实的沟通，也称事务性沟通。

答案： C；D

7. 属于沟通基本层次中的最高层次是

A. 一般性沟通　B. 事务性沟通　C. 分享性沟通　D. 共鸣性沟通

E. 情感性沟通

考点： 基础护理学–沟通–护士与病人的沟通

解析： 共鸣性沟通是沟通的最高境界，护患不用说话就能了解对方的感觉和想表达的意思。

答案： D

8. 人际沟通的两种形式是

A. 语言性沟通和非语言性沟通　B. 口头沟通和书面沟通

C. 书面沟通和非语言性沟通　D. 口头沟通和非语言性沟通

E. 语言性沟通和书面沟通

考点： 基础护理学–沟通–护士与病人的沟通

解析： 人际沟通分为语言性沟通和非语言性沟通两种，在语言沟通中又分为口头沟通和书面沟通。而非语言性沟通的形式有体语、空间效应、反应时间、类语言、环境因素等。

答案： A

（9～10 题共用备选答案）

A. 亲密距离　B. 个人距离　C. 工作距离　D. 公众距离

E. 社会距离

9. 护士为病人进行静脉穿刺时应使用的距离是

10. 护士为病人进行操作前解释时应使用的距离是

考点：基础护理学–沟通–护士与病人的沟通

解析：（1）护士为病人进行静脉穿刺时需直接接触病人，距离为亲密距离。人们交往过程中应用的距离主要可分为四种：①亲密距离：人们能互相触摸的距离，距离小于 50 cm。用于进行安慰、爱抚、查体、进行某些护理操作等活动时。②个人距离：约 50～100 cm 的距离。不同文化背景的人群交流时的个人距离差异显著。与亲密朋友交流、护士对病人解释治疗护理操作、进行健康宣教时常用此距离。③社会距离：指沟通双方距离在 1.1～4 m 之间，用于工作单位或社会活动时，如护士与同事工作时或通知病人进餐时。④公众距离：指沟通双方的距离在 4 m 以上，用于上课、演讲等活动时。（2）护士与病人交谈，为病人解释应使用个人距离。

答案：A；B

11. 不属于非语言性沟通的形式是

A. 面部表情　B. 手势　C. 交流的空间距离　D. 反应时间

E. 健康宣教资料

考点：基础护理学–沟通–护士与病人的沟通

解析：非语言性沟通的形式包括体语、空间效应、反应时间、类语言等。面部表情、手势属于体语，交流的空间距离属于空间效应。健康宣教资料属于语言性的沟通。

答案：E

12. 属于语言性交流的是

A. 手势　B. 沉默　C. 倾诉　D. 面部表情

E. 专业性皮肤接触

考点：基础护理学–沟通–护士与病人的沟通

解析：是指沟通者通过语言或文字的形式与接受者进行信息的传递与交流。结合选项，倾诉属于语言交流。非语言沟通是指通过身体动作、体态空间距离等方式交流信息，进行沟通的过程。A、B、D、E 均属于非语言沟通。

答案：C

13. 患者女，80 岁。肿瘤晚期，全身极度衰竭，意识有时模糊。为安慰患者，护士与其交流时应使用的距离是

A. 亲密距离　B. 个人距离　C. 社会距离　D. 工作距离

E. 公众距离

考点：基础护理学–沟通–护士与病人的沟通

解析：患者需要安慰，此时应采用亲密距离。亲密距离是指双方距离小于 50 cm 的距离，护士在进行查体、治疗、安慰、爱抚时宜使用亲密距离。

答案：A

14. 小陈是病人严某的责任护士，但第一次交谈就失败。造成其失败的原因可能是
A. 表情沉着、从容　B. 在病人吃晚饭前进行交谈
C. 热情介绍自己　D. 选择一个安静环境进行交谈
E. 仪表大方、整洁
考点：基础护理学–沟通–护士与病人的沟通
解析：病人的情绪和沟通的环境因素都会对沟通的效果有影响。在病人饭前进行交谈，可能无法进行深入有效的沟通。
答案：B

15. 患者女，22岁。未婚，宫内孕10周入院。护士在收集资料时可促进有效沟通的措施是
A. 在大病房内进行提问，不必回避任何人　B. 告诉患者自己对婚前性行为的看法
C. 当患者谈话离题时打断患者　D. 选择在没有其他人员的房间内进行交流
E. 用亲密距离进行交流
考点：基础护理学–沟通–护士与病人的沟通
解析：患者未婚先孕，病人的情绪和沟通的环境因素都会对沟通的效果有影响，因此护士与病人沟通要注意保护病人的隐私，需要一个隐秘的环境。
答案：D

16. 患者男，66岁，是糖尿病，不会讲普通话，护士与其交流时应特别注意使用的沟通技巧是
A. 参与　B. 沉默　C. 提问　D. 倾听
E. 核对
考点：基础护理学–沟通–护士与病人的沟通
解析：患者不会讲普通话，护士与其交流时应特别注意将病人的话弄清楚，澄清谈话的内容，即要核对病人的语言。
答案：E

第七章　护士工作与法律

1. 以下哪项行为不属于护士行为规范要求的内容
A. 积极与患者进行有效的沟通　B. 积极与患者亲属进行沟通
C. 积极化解患者与医务人员的矛盾　D. 积极帮助患者选择治疗方案
E. 积极协助患者进行康复
考点：基础护理学–护士工作与法律–医疗卫生法规

解析： 排除法。病人有选择治疗方案的自主权利，护士可向患者提供相关的详细信息，但不能帮助患者做选择。

答案： D

2. 患者男，30 岁。因高热肺部感染入院。责任护士在评估患者时发现患者有吸毒史，患者要求护士保密不要告诉别人。护士正确的做法是

A. 保护患者隐私，不告诉任何人包括其他医务人员

B. 保护患者隐私，不告诉患者的配偶和亲属

C. 保护患者隐私，不告诉亲属而要告诉医师

D. 保护患者隐私，告诉患者亲属不告诉医师

E. 保护患者隐私，告诉患者的单位要求他们保密

考点： 基础护理学–护士工作与法律–医疗卫生法规

解析： 患者享有隐私权，根据患者情况，应对亲属保密，但因治疗需要，需要告知医生。

答案： C

3. 新生儿病房为提高护理质量。设计了临床护理科研方案，需将住院的新生儿分为两个护理组分别进行不同的护理措施，其中实验室要采用不同于新生儿护理常规的护理方案。在方案开始执行前护士必须要做的是

A. 向护理部主任报告研究内容　　B. 向新生儿的父母说明情况

C. 向新生儿的父母说明情况并征得同意　　D. 征得新生儿父母的同意并签知情同意书

E. 因为新方法没有风险，不需告知患儿亲属

考点： 基础护理学–护士工作与法律–医疗卫生法规

解析： 病人有参与决定有关个人健康的权利。医院计划实施与病人治疗相关的研究时，病人有权被告知详情并有权拒绝参加研究计划。对于缺乏或丧失自主能力的病人，应尊重家属、监护人的选择权利，征得同意时应取得书面同意。结合选项，正确的做法为 D 选项。

答案： D

4. 医疗卫生法的基本原则不包括

A. 公平原则　　B. 保护弱者原则　　C. 预防为主原则　　D. 卫生保护原则

E. 患者自主原则

考点： 基础护理学–护士工作与法律–医疗法律法规

解析： 医疗卫生法的基本原则：卫生保护原则、预防为主原则、公平原则、保障社会健康原则、患者自主原则。

答案： B

5. 护士执业注册后才能独立从事护理工作，每次注册的有效期限为

A. 注册后 2 年内有效　　B. 注册后 3 年内有效

C. 注册后 4 年内有效　　D. 注册后 5 年内有效

E. 注册后 6 年内有效

考点：基础护理学–护士工作与法律–护理工作中的法律问题

解析：注册有效期为 5 年。

答案：D

6. 护理人员能够在医疗机构执业的基本条件是

A. 持有护理院校毕业证书

B. 通过护士执业资格考试

C. 通过护士执业资格考试经过卫生行政部门注册，取得护士执业证书

D. 通过医疗机构考核面试

E. 经过医疗机构系统培训

考点：基础护理学–护士工作与法律–护理工作中的法律问题

解析：护理人员能够在医疗机构执业的基本条件是通过护士执业资格考试并经过卫生行政部门注册，取得护士执业证书。

答案：C

7. 护理人员在未取得执业证书期间可以做的临床护理工作是

A. 与患者沟通观察病情

B. 静脉穿刺

C. 肌内注射

D. 过敏试验

E. 给患者服药

考点：基础护理学–护士工作与法律–护理工作中的法律问题

解析：在未取得执业证书期间不得从事诊疗技术规范规定的护理活动。结合选项，BCDE 均须由具有护士资格的人员承担。因此可以做的工作是观察病情。

答案：A

8. 对护理工作中护士法律责任的叙述，错误的是

A. 护士要慎重对待口头医嘱

B. 护士要慎重对待“必要时”等形式的医嘱

C. 患者对医嘱有质疑时，护士应该核实

D. 护士如发现医嘱有错误，应马上修改

E. 护士应认真、准确地做好临床护理记录

考点：基础护理学–护士工作与法律–护理工作中的法律问题

解析：排除法。慎重对待口头医嘱：一般不执行口头医嘱或电话医嘱。在急诊抢救等特殊情况，必须执行口头医嘱时，护士须向医生重复一遍医嘱，确认无误后方可执行（A 排除）。如病人对医嘱提出质疑，护士应核实医嘱的准确性（C 排除）。慎重对待“必要时”等形式的医嘱（B 排除）。护理人员发现医嘱有明显错误时，有权拒绝执行，并向医生提出质疑或申辩，而护士没有权利修改。（D 错误）。

答案：D

9. 护士以下行为中违反了法律法规的职业要求的是

A. 抢救时独立执行医嘱

B. 遵医嘱给患者服药

C. 替医师书写口头医嘱　　D. 患者病情紧急时先行处置
E. 对突发大出血患者先建立静脉通路

考点： 基础护理学–护士工作与法律–护理工作中的法律问题

解析： 护士应遵医嘱准确执行医嘱。在急诊抢救等特殊情况，必须执行口头医嘱时，护士须向医生重复一遍医嘱，确认无误后方可执行（A 排除）。执行完医嘱后，应及时记录医嘱的时间、内容、病人当时的情况等，并让医生及时补上书面医嘱（C 错误）。在紧急情况下抢救垂危患者生命，应当先行实施必要的紧急救护（D 排除）。突发大出血患者应先建立两条以上静脉通路，以便及时补充血容量（E 排除）。

答案： C

10. 下列执行医嘱的行为属违法行为的是
A. 紧急抢救时，执行口头医嘱
B. 常规情况下，不执行电话医嘱
C. 发现医嘱有错误时，对其进行修改
D. 发现医嘱有错误时，拒绝执行，并向医生提出质疑
E. 病人对医嘱提出质疑时，对医嘱的准确性进行核实

考点： 基础护理学–护士工作与法律–护理工作中的法律问题

解析： 本题考查的是护士的法律责任。选项 A、B、D、E 描述均正确，而护士随意修改医嘱属于违法行为，故正确答案是 C。

答案： C

11. 执行医嘱时正确的是
A. 一般情况下可执行口头医嘱　　B. 医嘱须经医生签字方为有效
C. 医嘱须隔日仔细核对一次　　D. 需下一班执行的医嘱书面注明即可
E. 各种通知单次日早晨集中送有关科室

考点： 基础护理学–护士工作与法律–护理工作中的法律问题

解析： 护士给药时，应严格遵医嘱给药，有疑问及时提出；一般不执行口头医嘱（A 错误）；经医生签字的医嘱方为有效（B 正确）；执行医嘱前应仔细核对，医嘱应每天核对（C 错误），需下一班执行的医嘱应有床旁交班（D 错误）；各种通知单应及时送达，以免耽误病情（E 错误）。

答案： B

12. 护士未与患者及家属沟通，为患者施行了导尿术。请问护士的行为被认为是
A. 合法行为　　B. 疏忽大意　　C. 渎职行为　　D. 犯罪行为
E. 侵权行为

考点： 基础护理学–护理工作与法律–护理工作中的法律问题

解析： 护士实施导尿术前未与患者及家属沟通，该行为属于侵权行为，侵犯了患者的知情同意权。侵权行为是指对国家、集体和个人的人身权利的行为侵犯。疏忽大

意是行为人因一时粗心或遗忘而造成客观上的过失行为。渎职行为指失职导致病人残废或死亡。犯罪是指一切触犯国家刑法的行为，会依法受到惩处，分为故意犯罪和过失犯罪。

答案：E

13. 护士为病人行导尿术时未用屏风遮挡，导致病人不满而投诉。护士的行为应视为

A. 侵权　B. 过失犯罪　C. 故意犯罪　D. 渎职罪

E. 疏忽大意

考点：基础护理学–护理工作与法律–护理工作中的法律问题

解析：护士实施导尿术未用屏风遮挡，该行为属于侵权行为，侵犯了患者的隐私权。

答案：A

14. 护士因自信药物不会出错，没有进行查对，导致错误的药物注入病人体内，造成病人死亡。护士的行为属于

A. 渎职罪　B. 过失犯罪　C. 侵权行为　D. 疏忽大意

E. 无过失行为

考点：基础护理学–护理工作与法律–护理工作中的法律问题

解析：护士过于自信而注射错药物，使病人死亡，属于过失犯罪。过失犯罪是行为人应当预见自己的行为可能发生危害社会的结果，因疏忽大意而没有预见或已经预见但轻信能够避免，以致发生不良结果而构成犯罪。题干中护士行为属于过失犯罪。

答案：B

15. 医疗文件具有法律效应，因抢救病人未能及时书写的，应在抢救结束后据实补记，记录的时间限制是

A. 2 小时内　B. 4 小时内　C. 6 小时内　D. 8 小时内

E. 10 小时内

考点：基础护理学–护士工作与法律–医疗事故与处理

解析：如因抢救急重症患者未能及时记录的应当在抢救结束后 6 h 内据实补记，并注明抢救完成时间和补记时间。

答案：C

第八章　护理程序

1. 关于护理程序的步骤排列顺序，正确的是

A. 评估–诊断–计划–实施–评价　B. 评价–诊断–计划–实施–评估

C. 评估–实施–计划–诊断–评价　D. 评估–计划–诊断–实施–评价

E. 评估–诊断–计划–评价–实施

考点：基础护理学–护理程序–概述

解析：护理程序的步骤的排列顺序为：护理评估→护理诊断→计划→实施→评价。

答案：A

2. 属于护理程序中计划阶段的内容是

A. 分析资料 B. 确定护理诊断 C. 确定护理目标 D. 实施护理措施

E. 评价患者反映

考点：基础护理学–护理程序–概述

解析：护理程序中计划阶段的内容是设定优先次序、设定预期目标、制定护理措施、计划成文。

答案：C

3. 对于病人主观资料的记录，正确的是

A. 病人希望得到良好的关心和照顾

B. 家属希望能为病人提供良好的治疗药物

C. 家属说："只要有利于康复，所有治疗建议我们都愿考虑"

D. 病人说："记忆力差，阅读书籍常常读了后5行，忘了前5行"

E. 查体后感到：病人精神好，疼痛消失

考点：基础护理学–护理程序–护理评估

解析：主观资料的记录，尽量用病人自己的语言，并加引号，D项正确。

答案：D

4. 在收集病人资料时，关于客观资料的记录，正确的是

A. 每天排尿4～5次，量中等 B. 咳嗽剧烈，咳出大量泡沫痰

C. 每天饮开水5次，每次200 ml D. 每餐主食一碗米饭，一日三餐

E. 发热已经两天，午后发热明显

考点：基础护理学–护理程序–护理评估

解析：记录客观资料时护士应避免主观的判断和结论，记录时注意全面和准确，避免使用模糊不清的言论。A选项中的"量中等"含糊不清；B选项中"大量"含糊不清；D选项中"一碗"含糊不清，且记录不全面；E选项中"明显"含糊不清，为主观判断，语言口语化。

答案：C

5. 患者，女，30岁。因上呼吸道感染就医。在下列采集的资料中，属于客观资料的是

A. 感到头痛，乏力2天 B. 咽部充血，体温38.1 ℃

C. 感到恶心 D. 不易入睡

E. 自觉咽痛

考点：基础护理学–护理程序–护理评估

解析：客观资料是指医务人员采集获取的资料。

答案：B

（6～8 题共用题干）

患者男，50 岁。主诉头痛、发热、乏力、全身酸痛、恶心。面色潮红、皮肤干燥、发烫。呼吸音粗糙，体温 38.5 ℃。

6. 属于客观资料的信息是

A. 头痛　　B. 体温 38.5 ℃　　C. 乏力　　D. 全身酸痛

E. 恶心

考点：基础护理学–护理程序–护理评估

解析：客观资料是护士通过观察、体检或借助诊断仪器和实验室检查获得的资料。

答案：B

7. 此病人的护理问诊重点是

A. 病人的文化程度和职业　　B. 病人的既往病史和家庭史

C. 此次发病的诱因　　D. 病人的生活状况和自理程度

E. 心理和社会状况

考点：基础护理学–护理程序–护理评估

解析：根据患者主诉及客观体征，考虑为呼吸道感染，为了进一步确诊，收集有用资料，应重点问诊病人此次发病的诱因。

答案：C

8. 在收集健康资料时，未用到的方法是

A. 视觉观察　　B. 触觉观察　　C. 听觉观察　　D. 嗅觉观察

E. 交谈

考点：基础护理学–护理程序–护理评估

解析：在收集患者主诉相关的健康资料时用到了交谈法。听诊呼吸音用到了听觉观察。面色潮红用到了视觉观察。皮肤干燥、发烫用到了触觉观察。未用到嗅觉观察。

答案：D

9. 进行护理评估时，资料的来源不包括

A. 病人　　B. 病历　　C. 病人家属　　D. 其他医务人员

E. 护士的主观判断

考点：基础护理学–护理程序–护理评估

解析：本题考查的是护理评估中资料的来源，包括病人、病人的家庭成员、其他健康保健人员、病案记录、实验室检查报告、体格检查、有关文献资料等。而护士的主观判断不属于资料的来源。

答案：E

10. 患者，男，25 岁。因发热、咳嗽、呼吸困难而住院，患者神志清楚。在收集资料的过程中，属于主要来源的是

A. 文献资料　　B. 心理医生　　C. 患者家属　　D. 患者本人

E. 主治医生

考点：基础护理学–护理程序–护理评估

解析：该患者神志清楚，因此资料的主要来源应是患者本人。

答案：D

（11～12 题共用备选答案）

A. 谈话环境安静
B. 谈话主题明确
C. 交谈气氛轻松、自然
D. 语句表达随意、开放
E. 交流信息可靠、随机

11. 和患者正式交谈的主要特点是

12. 和患者非正式交谈的主要特点是

考点：基础护理学–护理程序–护理评估

解析：(1)正式交谈是护患双方按预先拟定的计划进行交谈，主要特点是谈话主题明确。(2)非正式交谈是在日常工作中与病人进行的随机交谈，此方式可使人感到轻松、自然，有助于护士了解病人的真实感受，主要特点是交谈气氛轻松自然。

答案：B；C

13. 观察病人从何时开始

A. 来院挂号时
B. 入院一天内
C. 写护理病历时
D. 作护理体验时
E. 接触病人时

考点：基础护理学–护理程序–护理评估

解析：观察病人应从护士与病人接触时开始。

答案：E

14. 收集资料进行记录时应注意的是

A. 记录应清晰、简洁、生动
B. 记录应准确、全面、简洁
C. 记录必须反应护士的主观判断
D. 主观资料的记录应使用专业术语
E. 记录客观资料应尽量用患者的原话

考点：基础护理学–护理程序–护理评估

解析：收集资料进行记录时应准确、全面、简洁、避免错别字（B 正确，A 错误）；记录的资料必须反映事实，不能是护士主观的判断和结论（C 错误）；主观资料尽量用患者的原话（D 错误）；客观资料的描述应使用专业术语（E 错误）

答案：B

15. 对一位成年病人，可忽略的健康资料是

A. 既往患病史
B. 免疫接种史
C. 过敏史
D. 家族病史
E. 婚育史

考点：基础护理学–护理程序–护理评估

解析：免疫接种史主要是针对儿童患者需要详细收集的健康资料，一般成人不需询问。

答案：B

16. 危险的护理诊断常用的陈述方式是

A. P 公式　B. PS 公式　C. SE 公式　D. PE 公式

E. PSE 公式

考点： 基础护理学–护理程序–护理诊断

解析： 危险的护理诊断常用的陈述方式是 PE 公式，如“有心肌梗死的危险，与心肌缺血缺氧有关”。

答案： D

17. 女婴，2 岁，肺炎，T 39.1 ℃、P 98 次/分、R 30 次/分。咳嗽，痰不易咳出。颜面潮红。其中一项护理诊断为体温过高，主要的诊断依据是

A. 皮肤发红、触之有热感　B. 体温高于正常范围

C. 呼吸、心跳均加快　D. 痰液不能排出

E. 不能出汗

考点： 基础护理学–护理程序–护理诊断

解析： 本例患儿体温过高、咳嗽，体温高于正常范围是给出体温过高这一护理诊断的主要依据。护理诊断的诊断依据分为主要依据和次要依据，主要诊断依据是指证实一个特定诊断所必须存在的症状和体征。

答案： B

（18～19 题共用备选答案）

A. 有关个人对生活环境反应的判断

B. 有关个人对医疗技术反应的判断

C. 个人、家庭、社会对健康问题反应的判断

D. 个人身体病理生理变化的判断

E. 有关个人对生命照顾反应的判断

18. 护理诊断阐述的对象是

19. 医疗诊断阐述的对象是

考点： 基础护理学–护理程序–护理诊断

解析：（1）护理诊断阐述的是个人、家庭、社会对健康问题反应的判断，因此 C 为正确答案。护理诊断和医疗诊断区别如下表

	护理诊断	医疗诊断
决策者	护士	医生
内容	对个体或人群的健康问题或生命过程的现存的、潜在的或健康的反应的判断	确定个体的具体疾病或病理状态，侧重对疾病病因、病理生理变化等的临床判断
数目	较多，病情随变化而发生变化	较少，相对稳定
结果	护理负责	在医疗职责范围内

（2）医疗诊断阐述的对象是对个人身体病理生理变化的判断，因此 D 为正确答案。

答案： C；D

20. 护理计划主要是依据下列哪项制定的

A. 检验报告　　B. 既往病史　　C. 医疗诊断　　D. 护理查体

E. 护理诊断

考点： 基础护理学–护理程序–护理计划

解析： 护理计划是针对护理诊断确定护理目标和制订具体护理措施的过程，是护理行动的指南。

答案： E

21. 关于护理诊断排列顺序的叙述，正确的是

A. 一个患者首优的护理诊断只能有一个

B. 护士可参照马斯洛的需要层次论对护理诊断进行排序

C. 首优的护理诊断解决之后再解决中优问题

D. 现存的护理诊断应排在“有……危险”的护理诊断之前

E. 对于某个患者来说，护理诊断的先后次序常常是固定不变的

考点： 基础护理学–护理程序–护理计划

解析： 本题考查护理诊断排序的注意事项：（1）最常依据 Maslcrn 需要层次论排列优先顺序（B 正确），即优先满足病人生理需要，再考虑其他层次的需要。（2）排序时，还要考虑护理对象对解决问题顺序的意愿，尊重病人的选择。（3）分析和判断护理诊断之间的关系，对有因果关系的诊断，先解决属于原因的问题，后解决其导致的结果问题。（4）护理诊断的顺序应随病人病情的变化而变化，不是一成不变的（E 错误）。（5）“有……危险”和“潜在并发症”的护理诊断，虽尚未发生，但可能威胁十分大，常被列为首优问题而需立即采取措施解决（D 错误）。（6）排序时也应注意从护理的角度，如安全性、可利用资源等方面去判断。（7）护理过程中，不是在前一个护理问题完全解决后，才解决后一个问题，常是同时解决几个问题，但重点是首优问题（C 错误）。

答案： B

22. 某护士单独值班，突然三间病房的床铃同时响起，该护士应选择先去照护哪间病房的患者

A. 距离护士站最近的患者　　B. 平时护患关系融洽的患者

C. 有重要社会地位的患者　　D. 与本院医生有关系的患者

E. 最可能有紧急医疗需要的患者

考点： 基础护理学–护理程序–护理计划

解析： 结合选项，应选择去最有可能有紧急医疗需要患者的病房，根据健康问题的轻、重、缓、急，将多个护理诊断按其紧迫性和重要性进行排序。

答案： E

23. 患者男，57 岁。因心肌梗死入院，主管护士评估后确定他有以下健康问题。应优先解决的问题是

A. 舒适改变：心前区疼痛
B. 营养失调：低于机体需要量
C. 活动无耐力
D. 气体交换受损
E. 知识缺乏

考点：基础护理学–护理程序–护理计划

解析：应区别患者的健康问题的轻、重、缓、急，把对病人生命和健康威胁最大的问题放在首位。综合各选项应考虑气体交换受损为需优先解决的问题。

答案：D

（24～25 题共用题干）

患者男，60 岁。心绞痛病史 5 年，未规律用药。2 小时前劳累时出现心前区压榨样疼痛，伴濒死感，舌下含化硝酸甘油，疼痛未缓解，诊断为急性心肌梗死。给予吸氧，重症监护，绝对卧床休息等措施，3 小时后病情稳定。

24. 此时首要的护理诊断是

A. 疼痛
B. 恐惧
C. 知识缺乏
D. 自理缺陷
E. 活动无耐力

考点：基础护理学–护理程序–护理计划

解析：首要的护理诊断应是直接威胁病人生命，需要立即行动去解决的问题。该患者急性心肌梗死发作，心前区压榨样疼痛，结合选项，可判断此时首要的护理诊断是疼痛。

答案：A

25. 确定该护理诊断的主要依据是

A. 有濒死感
B. 心肌缺血缺氧
C. 未规律用药
D. 绝对卧床休息
E. 心前区压榨性疼痛

考点：基础护理学–护理程序–护理计划

解析：确定患者疼痛的护理诊断的主要依据是患者心前区压榨样疼痛，伴濒死感。

答案：E

第九章 舒适、休息、睡眠与活动

1. 下列哪项不是舒适的正常表现

A. 没有疼痛
B. 没有焦虑
C. 没有忧愁
D. 轻松自在
E. 十分欣快

考点：基础护理学–舒适、休息、睡眠与活动–舒适

解析：舒适是指个体在其环境中保持平静、安宁的精神状态，是身心健康、没有疼痛、没有焦虑、轻松自在的感觉，表现为无忧、无虑、无痛苦、心理满足、精力充沛，身体安逸，感到安全和放松。十分欣快并非舒适的正常表现。

答案：E

2. 关于舒适和不舒适的叙述，不正确的是
   A. 舒适是自我满足的主观感受
   B. 最高水平的舒适是一种健康状态
   C. 影响舒适的因素包括身体、心理和社会三方面
   D. 疼痛会给患者带来严重的不舒适
   E. 舒适和不舒适没有严格的分界线

考点：基础护理学–舒适、休息、睡眠与活动–舒适

解析：影响舒适的因素包括身体、心理、社会及环境四方面。

答案：C

3. 影响舒适的身体方面的因素不包括
   A. 焦虑　B. 体位不当　C. 活动受限　D. 身体不洁
   E. 机体不适

考点：基础护理学–舒适、休息、睡眠与活动–舒适

解析：焦虑属于心理方面的因素。

答案：A

4. 患者自己无能力变换体位，卧于他人安置的体位是
   A. 主动卧位　B. 被动卧位　C. 被迫卧位　D. 稳定卧位
   E. 自动卧位

考点：基础护理学–舒适、休息、睡眠与活动–舒适

解析：主动卧位：患者身体活动自如，体位可随意改变；被动卧位：患者自身无改变卧位的能力；被迫卧位：患者意识存在，有变换卧位的能力，受疾病影响。

答案：B

5. 患者女，45 岁。急性腹膜炎入院已休克，现取中凹卧位，具体的卧姿是头、躯干（上身）和下肢分别抬高
   A. 上身 5°～10°、下肢 10°～20°　B. 上身 5°～10°、下肢 20°～30°
   C. 上身 10°～20°、下肢 20°～30°　D. 上身 15°～20°、下肢 15°～25°
   E. 上身 2.0°～25°、下肢 20°～25°

考点：基础护理学–舒适、休息、睡眠与活动–舒适

解析：中凹卧位的体位要求是抬高头胸部约 10°～20°，抬高下肢约 20°～30°，抬高头胸部，有利于气道通畅，改善缺氧症状；抬高下肢，有利于静脉血回流，增加回心血量。

答案：C

（6～7 题共用备选答案）
   A. 中凹卧位　B. 半坐卧位　C. 端坐位　D. 头低脚高位

E. 头高脚低位

6. 面及颈部手术后，患者可取的卧位是
7. 十二指肠引流时，患者可取的卧位是

考点：基础护理学–舒适、休息、睡眠与活动–舒适

解析：（1）面及颈部手术后病人可采取半坐卧位，有利于减少局部出血。（2）十二指肠引流患者，为了利于胆汁排出，可采取头低脚高位。

答案：B；D

（8～9题共用备选答案）

A. 截石位　　B. 膝胸卧位　　C. 屈膝仰卧位　　D. 头高脚低位

E. 头低脚高位

8. 乙状结肠镜检查和治疗时应采取
9. 膀胱镜检查时应采取

考点：基础护理学–舒适、休息、睡眠与活动–舒适

解析：（1）乙状结肠镜检查和治疗时采取膝胸卧位。膝胸卧位的适用范围：①用于矫正子宫后倾或胎位不正；②促进产后子宫复原；③肛门、直肠及乙状结肠的检查和治疗。（2）膀胱镜检查时采取截石位。截石位的适用范围：①会阴与肛门部位检查、治疗或手术等；②产妇分娩时。（3）屈膝仰卧位的适用范围：①腹部检查；②导尿及会阴冲洗时。应注意排除干扰项C。

答案：B；A

（10～11题共用题干）

患者男，30岁。急性阑尾炎合并穿孔，在硬膜外麻醉下行阑尾切除术，术后手术室护士送病人回病室。

10. 次日病人体温39 ℃，主诉切口疼痛难忍，病人应取的体位是

A. 仰卧屈膝位　　B. 右侧卧位　　C. 端坐卧位　　D. 半坐卧位

E. 头高脚低位

考点：基础护理学–舒适、休息、睡眠与活动–舒适

解析：腹部手术术后第二天，切口疼痛难忍，应给予半坐卧位，此卧位可减轻腹部切口缝合处的张力，减少局部出血，缓解疼痛。

答案：D

11. 向病人解释取此种体位的理由是

A. 可减少局部出血，有利于伤口愈合　　B. 可防止炎症扩散和毒素吸收，可减轻疼痛

C. 可减少回心血量，促进局部血液循环　　D. 减轻肺部淤血，减少并发症

E. 使腹腔容积减少，减轻疼痛

考点：基础护理学–舒适、休息、睡眠与活动–舒适

解析：让患者取此种卧位的理由是可减轻腹部切口缝合处的张力，减少局部出血，缓解

疼痛，利于伤口愈合。

答案：A

12. 进行胰胆管造影时应采取的体位是

A. 俯卧位　B. 头低脚高位　C. 头高脚低位　D. 侧卧位

E. 仰卧屈膝位

考点：基础护理学–舒适、休息、睡眠与活动–舒适

解析：胰胆管造影是对腰背部做的检查，宜采取俯卧位。

答案：A

（13～14 题共用备选答案）

A. 头高足低位　B. 去枕仰卧位　C. 半坐卧位　D. 倒卧位

E. 头低足高位

13. 脾切除术后 1 天，应采取的体位是

14. 脑外伤开颅术后 1 天，应采取的体位是

考点：基础护理学–舒适、休息、睡眠与活动–舒适

解析：（1）腹部手术后的病人采取半坐卧位，可以减轻腹部切口缝合部位张力，缓解伤口疼痛，有利于愈合。（2）颅脑术后应采取头高足低位，可预防脑水肿，降低颅内压。

答案：C；A

15. 患者，女，32 岁。过马路时不慎被汽车撞成右下肢开放性骨折，因失血过多发生休克。入院后应采取的体位是

A. 头高足低位　B. 头低足高位　C. 中凹卧位　D. 去枕仰卧位

E. 俯卧位

考点：基础护理学–舒适、休息、睡眠与活动–舒适

解析：患者已发生休克，应采取中凹卧位又称休克卧位。头胸部抬高利于保持呼吸道通畅，改善缺氧；下肢抬高利于静脉回流，增加心排血量

答案：C

16. 引起病人不舒适的最高表现形式是

A. 烦躁不安　B. 睡眠不佳　C. 萎靡不振　D. 疼痛

E. 疲乏

考点：基础护理学–舒适、休息、睡眠与活动–疼痛

解析：疼痛是临床工作中最常见、最重要的征象与症状，是病人最为痛苦的感受，是不舒适的最高表现形式。

答案：D

17. 患者疼痛时的行为反应是

A. 面色苍白或潮红　B. 呼吸频率增加　C. 手心出汗　D. 胃肠功能紊乱

E. 皱眉、咬嘴唇

考点： 基础护理学–舒适、休息、睡眠与活动–疼痛

解析： 机体对疼痛的反应表现形式不一，生理反应为面色苍白、肌肉紧张、出汗、呼吸频率加快、血压升高、恶心、呕吐、休克等；行为反应为烦躁不安、身体蜷曲、呻吟、皱眉、击打等（E 正确）；情绪反应为紧张、恐惧、焦虑等。其他选项均为生理反应。

答案： E

18. 病人的疼痛可能会导致多方面的反应，下列不是由疼痛所引起的反应是

A. 皱眉、哭泣、呻吟、尖叫

B. 退缩、抑郁、愤怒、依赖

C. 胃肠道紊乱、骨骼肌紧张、内分泌改变

D. 血压升高、心率加快、手掌出汗、面色苍白

E. 血钙升高、血糖升高、血钠降低、血氯降低

考点： 基础护理学–舒适、休息、睡眠与活动–疼痛

解析： 本题考查的是疼痛的反应。A、B、C、D 均可由疼痛引起，而选项 E 中的各项指标属于血液中的生化指标，疼痛是由于受损部位的组织释放某些致痛物质，而对血液中的生化物质改变不明显。机体对疼痛的反应表现形式不一，生理反应为面色苍白、肌肉紧张、出汗、呼吸频率加快、血压升高、恶心、呕吐、休克等；行为反应为烦躁不安、身体蜷曲、呻吟、皱眉、击打等；情绪反应为紧张、恐惧、焦虑等。其他选项均为生理反应。

答案： E

（19～21 题共用题干）

患者男，64 岁。突然出现胸骨后压迫性疼痛并放射到左肩和左侧小指，不能忍受，面色苍白、出冷汗、心率快，心电图可见 ST 段压低、T 波倒置，使用硝酸异山梨酯（消心痛）5 分钟后疼痛缓解。

19. 对患者进行健康指导，错误的是

A. 宜摄入低脂肪、低胆固醇食物

B. 不宜饮浓茶，避免刺激性食物

C. 病情缓解期可适当参加活动

D. 食物中宜高糖，适量纤维素

E. 宜平时携带保健盒以备急用

考点： 内科–循环系统疾病–冠状动脉粥样硬化性心脏病病人的护理

解析： 结合患者胸骨后疼痛的特点及心电图表现，硝酸异山梨酯（消心痛）治疗有效，可诊断为心绞痛。对心绞痛患者的饮食宜清淡、低盐、低糖、低脂、低胆固醇饮食，D 错误。其余选项均正确。

答案： D

20. 引起患者疼痛的原因是

A. 温度刺激

B. 物理损伤

C. 化学损伤

D. 病理改变

E. 心理因素

考点： 基础护理学–舒适、休息、睡眠与活动–疼痛

解析：心绞痛疼痛的主要原因是冠状动脉粥状硬化导致心肌暂时缺血缺氧，因此属于病理改变。

答案：D

21. 患者的疼痛属于世界卫生组织（WHO）对疼痛程度分级的

A. 0 级　　B. 1 级　　C. 2 级　　D. 3 级

E. 4 级

考点：基础护理学–舒适、休息、睡眠与活动–疼痛

解析：患者心绞痛，不能忍受，需要硝酸异山梨酯（消心痛）缓解疼痛，属于疼痛分级的 3 级。WHO 对疼痛的程度的分级：0 级：无疼痛。1 级（轻度疼痛）：有疼痛但不严重，可忍受，睡眠不受影响。2 级（中度疼痛）：疼痛明显，不能忍受，睡眠受干扰，要求用镇痛药。3 级（重度疼痛）：疼痛剧烈，不能忍受，睡眠严重受干扰，需要用镇痛药。

答案：D

（22～23 题共用题干）

患者男，28 岁。暴饮暴食后现出上腹正中刀割样剧痛，不能忍受，并伴有恶心、呕吐。急送至医院，诊断为急性胰腺炎。医嘱：禁食、胃肠减压，肠外营养支持。2 周后病情稳定，改为要素饮食，鼻饲提供营养。

22. 根据世界卫生组织（WHO）对疼痛程度的分级。该患者的疼痛属于

A. 0 级　　B. 1 级　　C. 2 级　　D. 3 级

E. 4 级

考点：基础护理学–舒适、休息、睡眠与活动–疼痛

解析：患者为上腹正中刀割样疼痛，不能忍受，因此疼痛属于 3 级。WHO 对疼痛的程度的分级：0 级：无疼痛。1 级（轻度疼痛）：有疼痛但不严重，可忍受，睡眠不受影响。2 级（中度疼痛）：疼痛明显，不能忍受，睡眠受干扰，要求用镇痛药。3 级（重度疼痛）：疼痛剧烈，不能忍受，睡眠严重受干扰，需要用镇痛药。

答案：D

23. 透过分散病人注意力的方法达到消除紧张情绪，减轻疼痛，缓解和促进睡眠的目的，称为

A. 心理治疗　　B. 无痛治疗　　C. 运动治疗　　D. 松弛术

E. 控制术

考点：基础护理学–舒适、休息、睡眠与活动–疼痛

解析：透过分散病人注意力的方法达到消除紧张情绪，减轻疼痛，缓解和促进睡眠的目的的方法为松弛术。

答案：D

（24～25 题共用题干）

患者男，70 岁。因经常夜间睡眠时起床到院子里活动，醒后对所发生的事情不能回忆，

诊断为梦游症。

24. 该患者夜晚出来活动可能发生于

A. NREM 第Ⅰ时相
B. NREM 第Ⅱ时相
C. NREM 第Ⅲ时相
D. NREM 第Ⅳ时相
E. 异相睡眠

考点： 基础护理学–舒适、休息、睡眠与活动–休息与睡眠

解析： 梦游发生的睡眠时相为慢波睡眠第Ⅳ时相。各睡眠时相特点如下表：

NREM 第Ⅰ时相	易被唤醒，肌肉松弛、呼吸均匀、脉搏减慢
NREM 第Ⅱ时相	易被唤醒，肌肉松弛，呼吸均匀、脉搏减慢，体温、血压↓
NREM 第Ⅲ时相	难以唤醒，肌肉完全松弛，呼吸均匀，心跳、体温、血压↓
NREM 第Ⅳ时相	极难唤醒，全身松弛，无活动，体温、脉搏↓，呼吸缓慢均匀，分泌激素，遗尿、梦游
快波睡眠	很难唤醒。眼肌活跃，眼球迅速转动，除眼肌外全身肌肉松弛，出现梦境，血压、心率、心排出量增加，肾上腺素大量分泌。

答案： D

25. 该患者梦游所处睡眠分期的特点是

A. 睡眠最浅
B. 易被唤醒
C. 难以唤醒
D. 很难唤醒
E. 极难唤醒

考点： 基础护理学–舒适、休息、睡眠与活动–休息与睡眠

解析： 患者处于慢波睡眠第Ⅳ时相，为深睡眠期，该期表现为极难唤醒，全身松弛，无活动，体温、脉搏减慢，呼吸缓慢均匀，分泌激素，遗尿、梦游。

答案： E

（26～27 题共用备选答案）

A. 正相睡眠第一期
B. 正相睡眠第二期
C. 正相睡眠第三、四期
D. 正相睡眠第四期
E. 异相睡眠期

26. 遗尿常发生于睡眠周期的

27. 有利于个体精力恢复的睡眠周期是

考点： 基础护理学–舒适、休息、睡眠与活动–睡眠

解析：（1）遗尿常发生于睡眠周期的正相睡眠第四期，为沉睡期，很难唤醒，可出现遗尿。（2）有利于个体精力恢复的睡眠周期是异相睡眠。异相睡眠有利于建立新的突触联系，能够促进学习记忆和精力恢复。

答案： D；E

28. 医院内工作人员做到“四轻”，是为了给病人

A. 创造良好的社会环境　　B. 创造安静的环境
C. 建立良好的护患关系　　D. 创造安全的环境
E. 树立良好的职业形象

考点：基础护理学–舒适、休息、睡眠与活动–休息与睡眠

解析：“四轻”主要是为了给病人创造安静的环境。

答案：B

29. 女性，30岁，因乙型肝炎到传染科住院隔离治疗，限制其活动。该病人活动受限是属于

A. 焦虑造成活动无力　　B. 运动系统功能受损
C. 社会因素的需要　　D. 治疗措施的需要
E. 疾病影响机体活动

考点：基础护理学–舒适、休息、睡眠与活动–活动

解析：病人患传染病，为避免其传染他人，而限制其活动，属社会因素造成的活动受限。

答案：C

30. 患者女，35岁。因车祸丈夫突然去世后患者出现一过性活动受限，生活不能自理等。其主要原因是

A. 神经系统功能受损　　B. 心理因素
C. 全身乏力　　D. 生理因素
E. 严重疾病

考点：基础护理学–舒适、休息、睡眠与活动–活动

解析：病人因丈夫去世出现活动受限，属于心理因素，该患者应为癔症。

答案：B

31. 某下肢瘫痪的患者，经查肢体可在床面移动，但不能自行抬起，此肌力应判为

A. 0级　　B. 1级　　C. 2级　　D. 3级
E. 4级

考点：基础护理学–舒适、休息、睡眠与活动–活动

解析：患者肢体可在床面移动，但不能抬起，肌力为2级。肌力的分级：0级：完全瘫痪、肌力完全丧失；1级：可见肌肉轻微收缩，但无肢体运动；2级：肢体可移动位置，但不能抬起；3级：肢体能抬离床面，但不能对抗阻力；4级：能做对抗阻力的运动，但肌力减弱；5级：肌力正常。

答案：C

32. 患者男，72岁。1周前早晨起床发现半身肢体瘫痪，现病情稳定准备进行康复功能训练。训练前对患者进行患肢肌力程度监测为1级，该肌力程度的表现是

A. 完全瘫痪，肌力完全丧失　　B. 可见肌肉轻微收缩，但无肢体运动

C. 肢体可移动位置，但不能抬起　　D. 肢体能抬离床面，但不能对抗阻力
E. 肢体能作对抗阻力运动，但肌力减弱

考点： 基础护理学–舒适、休息、睡眠与活动–活动

解析： 肌力的分级：0级：完全瘫痪、肌力完全丧失；1级：可见肌肉轻微收缩，但无肢体运动；2级：肢体可移动位置，但不能抬起；3级：肢体能抬离床面，但不能对抗阻力；4级：能做对抗阻力的运动，但肌力减弱；5级：肌力正常。

答案： B

33. 患者女，28岁，左下肢膝关节因车祸进行手术治疗，术后3个月其左下肢的关节活动需要他人的帮助，也需要用器械进行帮助。此时左下肢的关节活动能力是
A. 0度　B. 1度　C. 2度　D. 3度
E. 4度

考点： 基础护理学–舒适、休息、睡眠与活动–活动

解析： 既需要他人的帮助，也需要器械的帮助，属于关节活动能力3级。机体活动能力分度如下：0度：完全独立，可自由活动。1度：需要使用设备或器械（如拐杖、轮椅）。2度：需要他人的帮助、监护和教育。3度：既需要他人的帮助，也需要设备或器械。4度：完全不能独立，不能参加活动。

答案： D

34. 关于关节活动范围练习（ROM练习）的描述，正确的是
A. 尽早、频繁ROM练习　　B. 每天坚持练习3～10次
C. 病人疼痛时加快操作速度　　D. 每个关节每次做20～30次
E. 活动时比较两侧关节活动情况

考点： 基础护理学–舒适、休息、睡眠与活动–活动

解析： 活动受限病人应该尽快开始ROM练习，每天进行2～3次（A、B错误）。抬起病人的手脚时，移动自己的重心，尽量使用腿部力量，以减少疲劳。依次对颈、肩、肘、腕、指、髋、膝、踝、趾等关节作屈曲、伸展、内收、内旋、外展、外旋等关节活动范围练习。活动时要比较两侧关节活动情况，了解原来的关节活动程度（E正确）。病人出现疼痛、痉挛、疲劳或抵抗反应时，应停止操作（C错误）。每个关节每次可有节律地做5～10次（D错误）完整的ROM练习，操作时关节应予以支托。活动关节时，操作者的手应作环状或支架以支撑关节远端的身体。ROM练习结束后，测量生命体征，协助病人取舒适卧位。

答案： E

（35～36题共用题干）

张女士，60岁，左脚踇外翻矫正术后半年。体检：踇趾关节强直，不能背跖屈，跛行。

35. 造成病人运动障碍的主要原因是
A. 疼痛　B. 心理因素　C. 关节骨骼损伤　D. 治疗措施不当
E. 运动神经功能受损

考点： 基础护理学–舒适、休息、睡眠与活动–活动

解析： 踇趾关节强直，不能背跖屈，这是导致病人运动障碍的主要原因，而这属于关节骨骼损伤。

答案： C

36. 对病人脚趾关节首先进行的运动形式是

A. 被动运动　　B. 主动运动　　C. 阻力运动　　D. 弹性运动

E. 协助性主动运动

考点： 基础护理学–舒适、休息、睡眠与活动–活动

解析： 本题是对运动形式的考查。患者踇趾关节强直，不能背跖屈，只能先给予被动运动。被动运动是指全靠外力来帮助完成的运动。目的是促进血液循环，维持关节韧带的活动度，防止肌肉痉挛及废用性萎缩。被动运动要按顺序进行，先活动大关节，后活动小关节。

答案： A

37. 肌肉等长练习的正确描述是

A. 因肌肉长度改变而肢体运动　　B. 伴有明显的关节运动

C. 增加肌肉的张力而不改变肌肉的长度　　D. 增加肌肉的张力且改变肌肉的长度

E. 等长运动又称动力运动

考点： 基础护理学–舒适、休息、睡眠与活动–活动

解析： 等长练习是肌肉收缩时肌纤维不缩短，不伴有明显的关节运动，用于肢体固定早期。

答案： C

第十章　营养与饮食

1. 含有优质蛋白质的食物是

A. 馒头　　B. 豆腐　　C. 土豆　　D. 苹果

E. 南瓜

考点：基础护理学–营养与饮食–人体的营养需要

解析： 优质蛋白是指动物蛋白与大豆蛋白。动物蛋白质中含有必需氨基酸，大豆蛋白质营养价值高。结合选项，豆腐为大豆类食物，属于优质蛋白质。

答案： B

2. 中枢神经系统活动能量的来源是

A. 脂肪　　B. 蛋白质

C. 碳水化合物　　D. 脂肪和碳水化合物

E. 碳水化合物和蛋白质

考点：基础护理学–营养与饮食–人体的营养需要

解析：中枢神经系统能量的产生主要依靠血液循环提供的葡萄糖进行需氧氧化。

答案：C

（3～4 题共用备选答案）

A. 钙　　B. 磷　　C. 碘　　D. 锌

E. 铁

3. 参与合成血红蛋白、肌红蛋白与细胞色素 A 的物质是

4. 调节心脏和神经传导及肌肉收缩的物质是

考点：基础护理学–营养与饮食–人体的营养需要

解析：（1）铁元素在人体中具有造血功能，它参与血红蛋白、细胞色素及各种酶的合成，促进生长发育。（2）钙离子是机体各项生理活动不可缺少的离子。它能够维持细胞膜两侧的生物电位，维持正常的神经传导功能，维持正常的肌肉收缩与舒张功能以及神经–肌肉传导功能。

答案：E；A

5. 患者女，24 岁。长期口角糜烂，最可能缺乏的营养素是

A. 维生素 B_1　　B. 维生素 B_2　　C. 维生素 B_6　　D. 维生素 B_{12}

E. 维生素 PP

考点：基础护理学–营养与饮食–人体的营养需要

解析：患者长期口角糜烂，可能缺乏维生素 B_2，维生素 B_2 可保持皮肤和黏膜的完整性。

答案：B

6. 属于脂溶性维生素的是

A. 维生素 K　　B. 维生素 C　　C. 维生素 B_1　　D. 维生素 PP

E. 维生素 B_6

考点：基础护理学–营养与饮食–人体的营养需要

解析：脂溶性维生素包括：维生素 A、维生素 D、维生素 E、维生素 K。水溶性维生素包括：维生素 B、维生素 C。

答案：A

（7～8 题共用备选答案）

A. 普通饮食　　B. 软质饮食　　C. 流质饮食　　D. 半流质饮食

E. 禁食

7. 疾病恢复期患者宜采用的饮食是

8. 急性消化道疾病患者宜采用的饮食是

考点：基础护理学–营养与饮食–医院饮食

解析：（1）疾病恢复期患者宜采用普通饮食。（2）急性消化道疾病患者宜禁食。

答案：A；E

9. 不属于治疗膳食的是

A. 忌碘膳食　　B. 低盐膳食　　C. 无盐膳食　　D. 低脂膳食

E. 低蛋白质膳食

考点：基础护理学–营养与饮食–医院饮食

解析：本题考查的是医院饮食。忌碘饮食适用于甲状腺功能亢进或甲状腺功能减退的病人，协助同位素检查，属于试验饮食，而不属于治疗饮食。

答案：A

10. 孙某，男，26岁。慢性肾衰竭，饮食中每日蛋白含量不应超过

A. 20 g　　B. 30 g　　C. 40 g　　D. 50 g

E. 60 g

考点：基础护理学–营养与饮食–医院饮食

解析：慢性肾衰竭患者由于肾脏代谢能力下降，体内主要毒素如尿素、肌酐等在体内积聚，造成对身体的损害。而这些毒素均为蛋白质的代谢产物，因此慢性肾衰竭病人应限制蛋白的摄入并同时强调优质蛋白饮食。但每日蛋白含量不应超过40 g。

答案：C

11. 患者，男，15岁。诊断为急性肾炎。为配合治疗，适宜的饮食为

A. 高蛋白、低脂肪饮食　　B. 高蛋白、低盐饮食

C. 低蛋白、低脂肪饮食　　D. 低蛋白、低盐饮食

E. 低蛋白、低胆固醇饮食

考点：基础护理学–营养与饮食–医院饮食

解析：急性肾炎4～6周卧床休息，限制水、盐和蛋白质的摄入。

答案：D

（12～13题共用题干）

患者，男，55岁。体重60 kg，急性肾小球肾炎，轻度水肿。

12. 患者每天的饮食中食盐的摄入量应低于

A. 0.5 g　　B. 1 g　　C. 1.5 g　　D. 2 g

E. 2.5 g

考点：基础护理学–营养与饮食–医院饮食

解析：急性肾小球肾炎急性期严格限制钠盐的摄入，以减轻水肿和心脏负担。一般每天盐的摄入量低于2 g，特别严重的患者禁盐。

答案：D

13. 患者每天的饮食中蛋白质的摄入量应低于

A. 40 g　　B. 50 g　　C. 60 g　　D. 70 g

E. 80 g

考点：基础护理学–营养与饮食–医院饮食

解析：急性肾小球肾炎患者，成人蛋白质供给量为 40 g/d。

答案：A

14. 大便隐血试验前 3 天可以摄取

A. 动物血　B. 大量绿叶蔬菜　C. 牛奶　D. 瘦肉

E. 动物内脏

考点：基础护理学–营养与饮食–医院饮食

解析：大便隐血试验前 3 天应禁食绿叶蔬菜、动物血、内脏、含铁剂药物以及肉类，以免发生假阳性，影响试验结果，可进食豆制品、牛奶、白菜、菜花、冬瓜、马铃薯、山药及白萝卜等。

答案：C

15. 忌碘饮食要求在检查治疗前禁食海带、紫菜等含碘高的食物的具体时间是

A. 3 天　B. 7 天　C. 10 天　D. 1 个月

E. 2 个月

考点：基础护理学–营养与饮食–医院饮食

解析：检查前 7～60 天禁食含碘高的食物。需禁食 60 天（2 个月）的有海带、海蜇、紫菜、苔菜、淡菜等；需禁食 14 天的有海蜒、毛蚶、干贝、蛏子等；需禁食 7 天的有带鱼、黄鱼、鲳鱼、比目鱼、虾米等。

答案：E

16. 患者男，36 岁。右上腹腹痛，腹胀，嗳气，准备做胆囊造影，检查前 1 天午餐应进食

A. 低蛋白饮食　B. 无脂肪饮食　C. 高蛋白饮食　D. 高脂肪饮食

E. 低脂肪饮食

考点：基础护理学–营养与饮食–医院饮食

解析：胆囊造影检查前一日中午进食高脂肪餐，以刺激肠黏膜产生胆囊收缩素，引起胆囊收缩和排空，有助于显影剂进入胆囊。前一日晚餐进食无脂肪、低蛋白、高糖类饮食，晚餐后服造影剂，禁食、水、烟至次日上午。检查当日早晨禁食，第一次 X 线摄片后，胆囊显影良好,可进高脂肪餐,如烹调油煎 2 个荷包蛋或奶油巧克力 40～50 g。餐后 30～60 min，第二次 X 线摄片观察胆囊收缩情况。检查完毕，当日应进低蛋白、低脂肪餐。

答案：D

17. 协助病人进餐时，不妥的是

A. 将食物餐具放在方便取放的位置　B. 鼓励卧床的病人自行进食

C. 对视力障碍者事先告知食物的内容　D. 喂食的量及速度适中，温度适宜

E. 要先喂液体食物，后喂固体食物

考点：基础护理学–营养与饮食–饮食护理

解析：排除法，饭与菜、固体与液体食物应轮流喂食，其他选项均正确。

答案：E

18. 患者，男，64岁。脑血栓昏迷，需插胃管进行鼻饲饮食。插管至15 cm时，应注意

A. 使患者头偏向一侧　　B. 使患者头后仰

C. 帮助患者张嘴　　D. 使患者下颌靠近胸骨柄

E. 刺激患者做吞咽动作

考点： 基础护理学–营养与饮食–特殊饮食护理

解析： 插入胃管至 15 cm 时，应根据患者具体情况进行插管。①清醒患者：嘱患者做吞咽动作，顺势将胃管向前推进至预定长度；②昏迷患者：左手将患者头托起，使患者下颌靠近胸骨柄，缓缓插入胃管至预定长度。

答案： D

19. 长期行鼻饲饮食的病人应定期更换胃管。硅胶胃管更换的时限是

A. 每天一次　　B. 每周一次　　C. 每月一次　　D. 每两个月一次

E. 每半年一次

考点： 基础护理学–营养与饮食–特殊饮食护理

解析： 对于长期鼻饲饮食患者，乳胶胃管每周更换1次，硅胶胃管每月更换1次。

答案： C

20. 为昏迷病人插胃管，为了提高成功率，当胃管插至15 cm时将病人头部托起，使下颌靠近胸骨柄。其目的是增大

A. 食管通过膈肌弧度　　B. 环状软骨水平弧度

C. 平气管交叉处弧度　　D. 贲门口水平处弧度

E. 咽喉部通道的弧度

考点： 基础护理学–营养与饮食–特殊饮食护理

解析： 为昏迷患者插胃管至 15 cm 时，应让患者头托起，使下颌骨靠近胸骨柄，以增大咽喉部通道的弧度，以便于胃管插入。

答案： E

21. 为鼻饲患者灌注食物时，鼻饲液的适宜温度是

A. 34～36 ℃　　B. 36～38 ℃　　C. 38～40 ℃　　D. 40～42 ℃

E. 42～44 ℃

考点： 基础护理学–营养与饮食–特殊饮食护理

解析： 鼻饲液为流质饮食，其温度是38～40 ℃。

答案： C

（22～24题共用题干）

患者男，28岁。暴饮暴食后现出上腹正中刀割样剧痛，不能忍受，并伴有恶心、呕吐。急送至医院，诊断为急性胰腺炎。医嘱：禁食、胃肠减压，肠外营养支持。2周后病情稳定，改为要素饮食，鼻饲提供营养。

22. 给该患者要素饮食过程中，做法正确的是

A. 从高浓度、大剂量开始　　B. 溶液温度应保持在35 ℃
C. 鼻饲过程出现恶心立即停用　　D. 若停用应逐渐减量
E. 长期使用时不需要补充维生素

考点： 基础护理学–营养与饮食–特殊饮食护理

解析： 要素饮食由低浓度、少剂量、慢速度开始，可以耐受后，逐渐增加浓度、剂量和注入速度（A错误）。要素饮食口服温度应保持在37 ℃（B错误）；鼻饲过程出现恶心时，轻度反应可适当调整浓度、剂量、温度和注入速度，重度反应者可暂停管喂（C错误）。停用时，逐渐减量，不可突然停用，否则会出现心慌、脉速、出汗、乏力等低血糖的症状（D正确）。长期使用要素饮食者，需要补充维生素、矿物质及微量元素（E错误）。

答案： D

23. 该患者要素饮食的特点不包括
A. 营养价值高　　B. 营养成分全面　　C. 含大量纤维素　　D. 不需经过消化
E. 肠道直接吸收

考点： 基础护理学–营养与饮食–特殊饮食护理

解析： 要素饮食由无渣小分子物质组成，不含纤维素（C错误），不需要经过消化过程（D排除），可直接被肠道吸收（E排除），且营养全面（B排除），营养价值高（A排除）。

答案： C

24. 下述不符合要素饮食的特点的是
A. 含有人体所必需的各种营养素　　B. 不需要消化也能被吸收
C. 有利于纠正负氮平衡　　D. 适用于肠胃道瘘、严重烧伤的病人
E. 含一定纤维素，可促进肠蠕动

考点： 基础护理学–营养与饮食–特殊饮食护理

解析： 要素饮食由无渣小分子物质组成，不含纤维素，不需要经过消化过程，可直接被肠道吸收，且营养全面，营养价值高。

答案： E

第十一章　排　泄

1. 石先生，男，56岁，患尿毒症，精神萎靡。下腹无胀满，24 h尿量为60 ml。请问该病人的排尿状况属于
A. 正常　　B. 尿闭　　C. 少尿　　D. 尿潴留
E. 尿量偏少

考点： 基础护理学–排泄–排尿的护理

解析： 正常成人24小时尿量约1000～2000 ml。超过 2500 ml为多尿；＜400 ml为少尿；＜100 ml为无尿或尿闭。该患者24 h尿量为60 ml，属于无尿或尿闭。

答案： B

2. 关于尿液颜色的描述，正确的是

A. 胆红素尿呈棕红色 B. 乳糜尿呈乳白色

C. 肾病尿液呈黄褐色 D. 脓尿呈酱油色

E. 溶血反应的尿液呈红色

考点：基础护理学–排泄–排尿的护理

解析：胆红素尿呈黄褐色；肾部损伤尿液呈洗肉水样；脓性尿呈白色；溶血反应的尿液呈酱油色。

答案：B

3. 可出现尿频、尿急、尿痛的是

A. 膀胱造瘘 B. 妊娠压迫 C. 膀胱炎症 D. 膀胱结核

E. 急性肾炎

考点：基础护理学–排泄–排尿的护理

解析：尿频、尿急、尿痛是膀胱刺激征的症状，主要是主要由于膀胱炎症或机械性刺激引起。

答案：C

4. 膀胱刺激征表现为

A. 尿急、腰痛、尿频 B. 尿频、尿急、尿多

C. 尿频、尿多、尿痛 D. 尿急、尿痛、尿频

E. 尿多、尿急、尿痛

考点：基础护理学–排泄–排尿的护理

解析：膀胱刺激征是指尿频、尿急、尿痛。也称尿道刺激征。

答案：D

5. 患者女，25 岁。妊娠 39 周，于 2:30 pm 正常分娩。6:40 pm 患者主诉腹胀、腹痛。视诊：下腹膀胱区隆起。叩诊：耻骨联合区浊音。该患者存在的问题是

A. 分娩后疼痛 B. 体液过多 C. 便秘 D. 尿潴留

E. 有子宫内膜感染的可能

考点：基础护理学–排泄–排尿的护理

解析：患者下腹膀胱区隆起，耻骨联合区叩诊呈浊音，结合患者产后 4 小时未排尿，提示为尿潴留。

答案：D

6. 患者女，60 岁。腹胀、腹痛、嗳气，近日下蹲或腹部用力时，出现不由自主的排尿。对新出现症状正确的护理诊断是

A. 功能性尿失禁：与膀胱过度充盈有关

B. 功能性尿失禁：与腹压升高有关

C. 有反射性尿失禁：与膀胱收缩有关

D. 完全性尿失禁：与神经传导功能减退有关

E. 压迫性尿失禁：与膀胱括约肌功能减退有关

考点：基础护理学–排泄–排尿的护理

解析：患者出现了下蹲或腹部用力时，不由自主的排尿现象，说明腹内压升高，使尿液不自主地少量流出，属于压迫性尿失禁，往往与膀胱括约肌功能减退有关。

答案：E

（7～8题共用备选答案）

A. 真性尿失禁　B. 假性尿失禁　C. 压力性尿失禁　D. 反射性尿失禁

E. 急迫性尿失禁

7. 膀胱内有尿液则会不自主地流出，使膀胱处于空虚状态，属于

8. 膀胱内有大量尿液，当充盈达到一定压力时，可不自主溢出少量尿液，膀胱内压力降低时，排尿立即停止，但膀胱仍呈胀满状态，尿液不能排空，属于

考点：基础护理学–排泄–排尿的护理

解析：（1）膀胱内有尿则会不自主地流出，使膀胱处于空虚状态，属于真性尿失禁。（2）压力性尿失禁多于咳嗽、打喷嚏、大笑或运动时发生，或腹肌收缩，腹内压升高时发生，多见于肥胖及中老年女性。（3）假性尿失禁或称充溢性尿失禁表现为膀胱内有大量的尿液，当膀胱充盈到一定压力时，可不自主溢出少量尿液；当膀胱内压力降低时，排尿立即停止，但膀胱仍呈胀满状态，尿液不能排空。

答案：A；B

9. 极度衰弱、膀胱高度膨胀的患者，导尿时排空膀胱会引起

A. 尿失禁　B. 腹部剧痛　C. 血尿、虚脱　D. 膀胱炎症

E. 尿潴留加重

考点：基础护理学–排泄–排尿的护理

解析：因为大量放尿，使腹腔压力急剧下降，血液大量滞留在腹腔血管中，导致血压下降而虚脱；又因为膀胱内压力突然减低，引起膀胱内黏膜急剧充血而发生血尿。

答案：C

10. 患者女，47岁。腰椎损伤2个月，长期留置导尿管。今晨护士发现病人尿液混浊有很多沉淀。护士应该采取的护理措施是

A. 用0.1%苯扎溴铵消毒尿道口　B. 为病人翻身更换卧位

C. 热水袋热敷下腹部　D. 鼓励病人多饮水促进排尿

E. 膀胱内滴药消除炎症

考点：基础护理学–排泄–排尿的护理

解析：患者长期留置导尿管，尿液出现混浊有沉淀提示有泌尿系感染的可能性，应多饮水冲洗尿道减少感染的可能。

答案：D

11. 长期留置导尿管的患者，出现尿液混浊、沉淀或结晶时应

A. 经常清洗尿道口　B. 膀胱内用药　C. 热敷下腹部　D. 进行膀胱冲洗

E. 经常更换卧位

考点：基础护理学–排泄–排尿的护理

解析：长期留置导尿管的病人，若出现尿液混浊，考虑有泌尿系感染，应鼓励病人多饮水，及时进行膀胱冲洗，每周查尿常规1次。

答案：D

12. 患者男，65岁。因尿失禁留置导尿管导尿，为防止逆行感染，下列措施中正确的是

A. 每天更换1次导尿管　B. 每周检查1次尿常规

C. 集尿袋应高于耻骨联合　D. 每两天更换1次集尿袋

E. 每两天消毒1次尿道口

考点：基础护理学–排泄–排尿的护理

解析：本题考查预防泌尿系统逆行感染的措施。预防泌尿系统逆行感染的措施包括：①保持患者尿道口清洁：用消毒棉球为女患者擦拭尿道口及外阴部；为男患者擦拭尿道口龟头及包皮，每天1～2次（E错误）。②集尿袋不可高于患者尿道及膀胱，以防止尿液反流（C错误）；及时排空集尿袋，定时更换集尿袋，通常每周更换1～2次（D错误），记录尿量。③每周更换导尿管1次，硅胶导尿管可酌情延长更换时限（A错误）。④及时观察尿液性质，倾听患者主诉，以便及早发现感染。发现尿液有浑浊、沉淀及结晶时应及时进行膀胱冲洗，每周行尿常规检查1次（B正确）。⑤切断医源性感染的途径：如护士在行膀胱冲洗和排空集尿袋等操作前应该注意洗手、戴口罩；护理完留置导尿管的患者，洗手后方可接触另一位患者，以防交叉感染；注意无菌操作，保证集尿袋接口处不被污染等。

答案：B

13. 密闭式膀胱冲洗术冲洗液滴入膀胱的速度为

A. 20～40滴/分　B. 30～50滴/分　C. 40～60滴/分　D. 60～80滴/分

E. 80～100滴/分

考点：基础护理学–排泄–排尿的护理

解析：密闭式膀胱冲洗术冲洗液滴速一般为60～80 滴/分。

答案：D

14. 做尿常规检查，应留取

A. 清晨新鲜尿液　B. 12小时尿液

C. 12小时尿液，检查前低蛋白饮食1天　D. 24小时尿液，加入防腐剂

E. 24小时尿液，检查前低蛋白饮食1天

考点：基础护理学–排泄–排尿的护理

解析：尿常规一般取晨起首次中段尿液送检。

答案： A

15. 患者女，45 岁。因尿路感染医嘱行尿培养及药物敏感试验。患者神志清醒，一般情况好。护士留取尿标本的方法是

A. 导尿术　　B. 留取中段尿

C. 嘱患者留晨起第 1 次尿　　D. 收集 24 h 尿

E. 随机留尿 100 ml

考点： 基础护理学–排泄–排尿的护理

解析： 护士遵医嘱须留取尿培养标本，且此时患者神志清醒，应按无菌导尿操作法清洁、消毒外阴及尿道口后，留取中段尿约 5 ml 于无菌试管中并立即送检。若患者意识障碍无法配合时方采取导尿术。

答案： B

16. 患者男，37 岁，出现向心性肥胖、痤疮、高血压，疑为皮质醇增多症，准备进行尿 17–羟皮质类固醇监测，24 h 尿中加入浓盐酸的剂量是

A. 1～2 ml　　B. 3～4 ml　　C. 5～10 ml　　D. 15～20 ml

E. 25～30 ml

考点： 基础护理学–排泄–排尿的护理

解析： 24 小时尿中加入浓盐酸的剂量约 5～10 ml。常用防腐剂的作用及用法如下表：

名称	剂量	作 用	临床应用
甲醛	每30 ml尿液加40%甲醛溶液1滴	固定尿液中有机成分，防腐	艾迪计数
浓盐酸	5～10 ml	使尿液保持在酸性环境中，防止尿液中激素被氧化，防腐	17–羟类固醇、17–酮类固醇
甲苯	10 ml	可形成一层薄膜覆盖于尿液表面，防止细菌污染，以保持尿液的化学成分不变	尿蛋白定量、尿糖定量及钾、钠、氯、肌酐、肌酸定量

答案： C

17. 为糖病患者留尿作尿糖定量检查，采集尿标本的方法是

A. 留清晨第 1 次尿约 100 ml　　B. 随时留尿 100 ml

C. 饭前留尿 100 ml　　D. 留 24 h 尿

E. 留中段尿 5 ml

考点： 基础护理学–排泄–排尿的护理

解析： 尿糖定量检查应留置 24 h 尿，请病人于早 7:00 排空膀胱后开始留尿于容器中，至次晨 7:00 最后一次留尿于容器中，留取最后一次尿液后，要测量尿液总量，及时送检。

答案： D

18. 留 24 小时尿标本时加入甲醛的作用是

A. 固定尿中有机成分
B. 防止尿液中的激素被氧化
C. 防止尿液被污染变质
D. 维持尿液中的化学成分不变
E. 防止尿液改变颜色

考点：基础护理学–排泄–排尿的护理

解析：24 h 尿标本中加入甲醛的主要作用是固定尿液中有机成分，防腐。

答案：A

19. 可以防止细菌污染，延缓尿液中化学成分分解的防腐剂是

A. 95%乙醇
B. 浓盐酸
C. 甲醛
D. 乙酸
E. 甲苯

考点：基础护理学–排泄–排尿的护理

解析：可以防止细菌污染，延缓尿液中化学成分分解的防腐剂是甲苯，因其可形成一层薄膜覆盖于尿液表面，从而防止细菌污染，以保持尿液的化学成分不变。

答案：E

20. 留 24 小时尿标本用浓盐酸进行防腐，其作用是

A. 延缓尿中化学成分分解
B. 防止尿中激素被氧化
C. 固定尿液中有机成分
D. 防止尿液被细菌污染
E. 防止尿液颜色改变

考点：基础护理学–排泄–排尿的护理

解析：浓盐酸防止尿中激素被氧化；甲苯保持尿液的化学成分不变；甲醛固定尿液中有机成分。

答案：B

21. 肠套叠病人的粪便是

A. 陶土色便
B. 柏油样便
C. 暗红色便
D. 果酱样便
E. 鲜红色便

考点：基础护理学–排泄–排便的护理

解析：肠套叠病人的粪便呈果酱样。陶土色便提示胆道阻塞、柏油样便提示上消化道出血、鲜红色便可见于下消化道出血如肛裂等。

答案：D

（22～23 题共用备选答案）

A. 暗绿色
B. 暗红色
C. 无光样黑色
D. 柏油色
E. 陶土色

22. 胆道完全阻塞时，粪便呈

23. 下消化道出血时，粪便呈

考点：基础护理学–排泄–排便的护理

解析：（1）胆道完全阻塞时，因胆汁不能进入胆道，导致粪便呈陶土色。（2）下消化道出血时粪便呈暗红色。

答案：E；B

24. 患者男，58 岁，长期卧床。护士为预防其发生便秘而制定如下护理计划，其中不妥的措施是

A. 每天液体摄入量不少于 2000 ml　　B. 排便时可抬高床头

C. 禁用油脂类食物　　D. 排便时可配合做腹部按摩

E. 如需泻药应选择作用缓和的药物

考点：基础护理学–排泄–排便的护理

解析：对于便秘的病人，可以适当食用油脂类食物。

答案：C

25. 患者男，59 岁。心肌梗死，经抢救病情稳定，平时饮食精细，时常便秘。为其讲解预防便秘的知识，该患者复述的内容中应予纠正的是

A. 每日定时排便一次　　B. 适当翻身或下床活动

C. 多食蔬菜、水果和粗粮　　D. 摄入足够的水分

E. 每晚睡前使用开塞露

考点：基础护理学–排泄–排便的护理

解析：使用简易通便剂如开塞露等，不能每晚使用，防止产生依赖。

答案：E

26. 患者，女，55 岁。因外伤入院。患者不能控制排便，多次将大便排在床上。对该患者的护理重点是

A. 定时开窗通风，消除不良气味　　B. 保护肛周皮肤，防止压疮

C. 尊重患者，消除心理压力　　D. 观察粪便性质、颜色与量

E. 保证每天摄入足量的液体

考点：基础护理学–排泄–排便的护理

解析：该患者出现大便失禁，容易出现肛门周围发红，甚至出现压疮、皮肤溃烂。因此对患者的护理重点是保护肛周皮肤，防止压疮。

答案：B

27. 下列不属于大量不保留灌肠适应证的是

A. 为便秘者软化、清除粪便　　B. 为急腹症病人做肠道准备

C. 腹腔手术前的准备　　D. 为分娩者做肠道准备

E. 为高热病人降温

考点：基础护理学–排泄–排便的护理

解析：本题考查的是大量不保留灌肠的适应证。包括解除便秘及肠积气；清洁肠道，为肠道手术、检查或分娩做肠道准备；稀释并清除肠道内有害物质；为高热病人降温。

禁忌证为急腹症和胃肠道出血，肠伤寒，严重心脑系统疾患，故选B。

答案：B

28. 为伤寒患者灌肠时，液体量和高度分别是

A. 300 ml，小于 30 cm　　B. 400 ml，小于 30 cm

C. 500 ml，小于 30 cm　　D. 600 ml，小于 20 cm

E. 700 ml，小于 20 cm

考点：基础护理学–排泄–排便的护理

解析：本题考查灌肠术的注意事项。为伤寒病人灌肠时，溶液不得超过 500 ml，压力要低，液面距肛门不得超过 30 cm。

答案：C

29. 清洁灌肠时，灌肠筒内液面距肛门的距离为

A. 10～20 cm　　B. 20～30 cm　　C. 40～60 cm　　D. 30～40 cm

E. 60～80 cm

考点：基础护理学–排泄–排便的护理

解析：

种类	目的	灌肠液			卧位	液面距肛门距离（cm）	肛管深度（cm）	保留时间（min）
		种类	液量	温度				
大量不保留灌肠	①软化和清除粪便，解除便秘及肠胀气 ②清洁肠道，为某些手术、检查或分娩作准备 ③稀释并清除肠道内有害物质，以减轻中毒 ④高热病人降温	①0.9%氯化钠溶液 ②0.1%～0.2%肥皂水	①成人 500～1000 ml ②小儿 200～500 ml	①39～41 ℃ ②降温：28～32 ℃ ③中暑：4 ℃的 0.9%氯化钠溶液	左侧	40～60	7～10	5～10
小量不保留灌肠	①软化粪便，解除便秘。 ②排除肠道积气，以减轻腹胀。	①“1:2:3”溶液：即 50%硫酸镁 30 ml、甘油 60 ml、温开水 90 ml ②油剂：即甘油 50 ml 加等量温开水	—	—	—	<30	7～10	10～20

续表

种类	目的	灌肠液			卧位	液面距肛门距离（cm）	肛管深度（cm）	保留时间（min）
		种类	液量	温度				
清洁灌肠	彻底清除滞留在结肠内的粪便，为直肠、结肠X线摄片检查和手术前作肠道准备	①第一次：肥皂液灌肠 ②然后0.9%氯化钠溶液灌肠多次	—	—	同大量不保留灌肠	同大量不保留灌肠	同大量不保留灌肠	同大量不保留灌肠
保留灌肠	镇静、催眠、治疗肠道内感染	①镇静、催眠：10%水合氯醛 ②治疗肠道内感染：用2%小檗碱、0.5%～1%新霉素及其他抗生素等	<200 ml	39～41 ℃	臀部抬高10 cm；慢性细菌性痢疾，左侧卧位；阿米巴痢疾，右侧卧位	压力要低	10～15	60

答案：C

30. 充血性心力衰竭患者禁忌的灌肠溶液是

A. 生理盐水　　B. 甘油溶液　　C. 1:2:3 溶液　　D. 肥皂水

E. 液状石蜡

考点：基础护理学–排泄–排便的护理

解析：充血性心力衰竭和水钠潴留病人禁用生理盐水灌肠，因会加重其心脏负担。

答案：A

31. 灌肠前后分别排便一次在体温单上的记录方法是

A. 2　　B. 2/E　　C. 1/2E　　D. 1/E

E. 1 1/E

考点：基础护理学–排泄–排便的护理

解析：灌肠以“E”表示，灌肠前后分别排便一次应记录为1 1/E。2/E表示灌肠后排便2次。1/2E表示两次灌肠后排便1次。1/E表示灌肠后排便1次。

答案：E

32. 在大量不保留灌肠过程中，病人突然出现面色苍白、脉速、心慌、气促、出冷汗、剧烈腹痛，正确的处理是

A. 嘱病人翻身，变换体位后再灌入　　B. 退管少许，再稍转动缓慢插入

C. 适当放低灌肠筒以减慢流速　　D. 嘱病人张口呼吸以减轻腹压

E. 应当即停止灌肠，及时处理

考点：基础护理学–排泄–排便的护理–与排便有关的护理技术

解析：大量不保留灌肠时，若病人突然出现面色苍白、脉速、心慌、气促、出冷汗，剧烈腹痛，可能是发生了肠道出血或痉挛，应立即停止灌肠，并通知医生进行处理。

答案：E

33. 关于小量不保留灌肠的叙述，正确的是

A. 右侧卧位，双膝屈曲

B. 小儿插管深度 4～7 cm

C. 灌入 50%硫酸镁 60 ml

D. 最后注入温开水 20～30 ml

E. 保留溶液 30 分钟后排便

考点：基础护理学–排泄–排便的护理

解析：小量不保留灌肠：左侧卧位，液面距肛门低于 30 cm；成人插入深度为 7～10 cm，小儿 4～7 cm。如用注洗器，最后注入 5～10 ml 温开水。保留时间为 10～20 分钟。常用“1:2:3”灌肠液为 50%硫酸镁 30 ml、甘油 60 ml 和温开水 90 ml。

答案：B

34. 患者女，52 岁。需肠道抗感染治疗，护士遵医嘱给其行保留灌肠，下述正确的是

A. 晚上睡觉前灌肠为宜

B. 阿米巴痢疾取左侧卧位

C. 臀部抬高 20 cm 防药液溢出

D. 肛管插入直肠长度为 20～25 cm

E. 液面距离肛门高度为 40～60 cm

考点：基础护理学–排泄–排便的护理

解析：肠道抗感染治疗以晚上睡觉前灌肠为宜，A 正确；阿米巴痢疾取右侧，B 错误；臀部应抬高 10 cm，C 错误；肛管插入直肠长度为 15～20 cm，D 错误；液面距离肛门不超过 30 cm，E 错误。

答案：A

（35～36 题共用备选答案）

A. 左侧卧位　　B. 右侧卧位　　C. 半坐位　　D. 头低足高位

E. 膝胸卧位

35. 为阿米巴痢疾患者进行保留灌肠时患者的体位是

36. 为慢性细菌性痢疾患者行保留灌肠时患者的体位是

考点：基础护理学–排泄–排便的护理

解析：（1）阿米巴痢疾病变多在回盲部，取右侧卧位，可提高疗效。（2）慢性细菌性痢疾，病变多在乙状结肠或直肠，宜取左侧卧位。

答案：B；A

（37～38 题共用备选答案）

A. 4～6 cm　　B. 7～10 cm　　C. 12～14 cm　　D. 15～20 cm

E. 22～24 cm

37. 大量不保留灌肠肛管插入深度为

38. 保留灌肠肛管插入深度为

考点： 基础护理学–排泄–排便的护理

解析：（1）大量不保留灌肠，肛管插入深度为7～10 cm。

灌肠法	插管长度	常用溶液	灌入液量	保留时间
大量不保留	7～10 cm	0.1～0.2%肥皂水或NS	500～1000 ml	5～10分钟
小量不保留	7～10 cm	1:2:3溶液或油剂		10～20分钟
保留	15～20 cm	镇静—10%水合氯醛 感染—2%小檗碱、0.5～1%新霉素等	<200 ml	>1小时

（2）保留灌肠，肛管插入深度为15～20 cm。

答案： B；D

39. 患者男，28岁。阿米巴痢疾，护士为患者进行保留灌肠，采取右侧卧位的目的是

A. 减轻药物毒副作用
B. 有利于药物保留
C. 可提高治疗效果
D. 减少对患者的局部刺激
E. 使患者舒适安全

考点： 基础护理学–排泄–排便的护理

解析： 阿米巴痢疾病变多在回盲部，因此采取右侧卧位，使药液停留在病变部位，可提高疗效。

答案： C

（40～41题共用题干）

患者女，68岁。直肠癌，欲行直肠癌根治术，医嘱手术前肠道准备。

40. 采用口服甘露醇法清洁肠道，术前何时口服

A. 术日清晨
B. 术前1日清晨
C. 术前1日中午
D. 术前1日下午
E. 术前1日晚上

考点： 基础护理学–排泄–排便的护理–与排便有关的护理技术

解析： 口服甘露醇清洁肠道，术前1天下午服一半，服用后15～20 min即可反复自行排便。

答案： D

41. 甘露醇与葡萄糖的量为

A. 20%甘露醇500 ml+5%葡萄糖500 ml
B. 20%甘露醇500 ml+5%葡萄糖1000 ml
C. 20%甘露醇500 ml+10%葡萄糖500 ml
D. 20%甘露醇 500 ml+10%葡萄糖 1000 ml
E. 20%甘露醇 500 ml+25%葡萄糖500 ml

考点： 基础护理学–排泄–排便的护理–与排便有关的护理技术

解析：一般服 20%甘露醇 500 ml+5%葡萄糖 1000 ml，共 1500 ml。

答案：B

42. 患者男，46 岁。便秘，护士遵医嘱直肠插入甘油栓剂，软化粪便。操作错误的是
    A. 患者取侧卧位，膝部弯曲，暴露肛门
    B. 护士戴上手套或指套，以避免污染手指
    C. 插入肛门，并用示指将栓剂沿直肠壁朝脐部方向进入 6～7 cm
    D. 操作后患者如有便意，即可上厕所
    E. 若栓剂滑脱出肛门外，应予重新插入
    考点：基础护理学–排泄–排便的护理
    解析：操作后嘱患者保留 5～10 min 后排便。
    答案：D

（43～44 题共用题干）

患者男，59 岁，患者在家时排便正常，但入院 4 天没有排便，饮食正常。

43. 遵医嘱给予开塞露治疗，不正确的是
    A. 为保护患者隐私，用屏风遮挡，拉好窗帘
    B. 剪去封口后，先挤出少许液体润滑开口处
    C. 患者取左侧卧位
    D. 轻插入肛门后将药液全部挤入直肠
    E. 嘱患者无需要保留，可立即排便
    考点：基础护理学–排泄–排便的护理–与排便有关的护理技术
    解析：使用开塞露通便时采取左侧卧位，剪去封口后，先挤出少许液体润滑开口处，轻插入肛门后将药液全部挤入直肠，保留 5～10 分钟后再排便。
    答案：E

44. 开塞露的作用机制是
    A. 在肠道内吸水膨胀后，增加肠内容物的容积
    B. 在肠腔维持高渗透压，阻止肠内盐和水分的吸收
    C. 润滑软化粪便，减少肠内水分被吸收
    D. 使黏膜通透性增加，使电解质和水向肠腔渗透
    E. 刺激十二指肠分泌缩胆囊肽，促进肠分泌液和蠕动
    考点：基础护理学–排泄–排便的护理–与排便有关的护理技术
    解析：开塞露润滑并刺激肠壁，软化大便，减少肠吸收水分，使其易于排出。
    答案：C

（45～46 题共用题干）

患者，男，肠腔高度胀气，遵医嘱行肛管排气。

45. 下列护理措施中，不正确的是

A. 取左侧卧位
B. 橡胶管留出足够长度并妥善固定
C. 保留肛管不超过30分钟
D. 排气不畅时，帮助患者变换体位或按摩腹部
E. 需要时，2～3小时后再行肛管排气

考点：基础护理学–排泄–排便的护理

解析：保留肛管不超过20分钟，长时间留置肛管导致肛门括约肌的反应降低，甚至导致括约肌永久性松弛。

答案：C

46. 护士分析患者平日饮食习惯，给予健康指导，不妥的是
A. 多饮水
B. 少食豆类食物
C. 少食高糖类食物
D. 选用清淡、易消化的食物
E. 少食水果、蔬菜等富含粗纤维素的饮食

考点：基础护理学–排泄–排便的护理

解析：应多食水果、蔬菜等富含粗纤维素的饮食。

答案：E

（47～48题共用备选答案）
A. 6～7 cm
B. 7～10 cm
C. 10～15 cm
D. 15～20 cm
E. 20～25 cm

47. 取粪培养标本时，无菌长棉签插入肛门的长度是
48. 用10%水合氯醛灌肠时，肛管插入肛门至直肠的长度是

考点：基础护理学–排泄–排便的护理

解析：（1）采集粪培养标本时，如患者无便意，用长棉签蘸无菌生理盐水溶液，由肛门插入6～7 cm，顺一个方向轻轻旋转后退出，将棉签置于培养瓶内。（2）10%水含氯醛用于保留灌肠，起镇静作用，插入肛门深度为15～20 cm，保留药液在1 h以上。

答案：A；D

49. 阿米巴痢疾病人留取粪便标本的容器是
A. 硬纸盒
B. 玻璃瓶
C. 蜡纸盒
D. 无菌容器
E. 加温容器

考点：基础护理学–排泄–排便的护理–粪便标本采集

解析：阿米巴痢疾病人留取粪便标本前，应将便器加热至接近人体的体温并在30分钟内连同便盆立即送检，以保持阿米巴原虫的活动状态，因阿米巴原虫在低温环境下易失去活力。

答案：E

第十二章 医院内感染的预防和控制

1. 不属于医院感染的是

A. 新生儿经胎盘获得的感染
B. 护理“非典”患者时护士获得的感染
C. 新生儿脐带发炎
D. 患者住院 10 天后出现的上呼吸道感染
E. 住院患者导尿后发生的泌尿系感染

考点：基础护理学–医院内感染的预防和控制–医院内感染

解析：新生儿经胎盘获得的感染不属于医院感染。

答案：A

2. 飞沫传播属于

A. 共同媒介传播
B. 空气传播
C. 接触传播
D. 生物媒介传播
E. 体液传播

考点：基础护理学–医院内感染的预防和控制–医院内感染

解析：飞沫传播是指感染源排出的飞沫液滴较大，在空气中悬浮的时间短，易感宿主在 1 m 内可能发生感染，因此其途径属于空气传播。空气传播包括飞沫传播、飞沫核传播及菌尘传播。

答案：B

3. 菌尘传播其途径属于

A. 空气传播
B. 饮食传播
C. 生物媒介传播
D. 直接接触传播
E. 间接接触传播

考点：基础护理学–医院内感染的预防和控制–医院内感染

解析：菌尘传播是物体表面的传染性物质干燥后形成带菌尘埃，通过降落在伤口上或被吸入呼吸道，引起直接或间接传播，因此其途径属于空气传播。空气传播包括飞沫传播、飞沫核传播及菌尘传播。

答案：A

4. 内源性感染是指

A. 饮食不当引起的感染
B. 通过医疗器械引起的感染
C. 患者与患者之间的感染
D. 患者与医护人员之间的感染
E. 自身携带病原体引起的感染

考点：基础护理学–医院内感染的预防和控制–医院内感染

解析：内源性感染指病人自身携带病原体引起的感染，又称自身感染。通常寄居在人体内的正常菌群或条件致病菌是不致病的，只有当人体免疫力低下、健康不佳及正常菌群发生移位时才会发生感染。

答案：E

5. 控制医院感染的关键措施不包括

A. 隔离传染源 B. 切断传播途径

C. 保护易感人群 D. 加强预防性用药

E. 定期进行消毒与灭菌效果监测

考点：基础护理学–医院内感染的预防和控制–医院内感染

解析：控制医院感染的主要措施有：控制传染源，切断传播途径，保护易感人群，定期进行消毒与灭菌效果监测、医疗污物及污水处理、合理使用抗生素（D错误，不能长期预防性使用抗生素）等。

答案：D

6. 关于医院清洁、消毒、灭菌措施的叙述，错误的是

A. 清洁是用清水等清除物体表面的污垢、尘埃

B. 清洁常常是物品消毒、灭菌的前期步骤

C. 清洁可达到杀灭少量病原微生物的效果

D. 消毒是指用物理或化学方法杀灭除芽孢以外的所有病原微生物

E. 灭菌是指用物理或化学方法杀灭一切微生物包括芽孢

考点：基础护理学–医院内感染的预防和控制–清洁、消毒、灭菌

解析：清洁是指清除物体表面的灰尘、污垢等（A排除），适用于医院地面、墙壁、医疗用品、家具等表面的处理和物品消毒、灭菌前的处理（B排除）。清洁可去除和减少微生物，但不能杀灭微生物（C错误）。消毒是指用物理或化学方法杀灭除芽孢以外的所有病原微生物（D排除）；灭菌是指用物理或化学方法杀灭一切微生物，包括致病和非致病微生物，也包括细菌芽孢和真菌孢子（E排除）。

答案：C

7. 用物理或化学方法消除或杀灭除芽孢以外所有的病原微生物，使之达到无菌化的过程是指

A. 清洁 B. 除菌 C. 消毒 D. 杀菌

E. 灭菌

考点：基础护理学–医院内感染的预防和控制–清洁、消毒、灭菌

解析：本题考查灭菌与消毒的定义的区别。灭菌：运用物理和化学的方法杀灭或去除物体上所有的微生物，包括抵抗力极强的细菌芽孢。消毒：指杀死物体上病原微生物的方法，芽孢或非病原微生物仍可存活。

答案：C

8. 杀灭肉毒杆菌芽孢需要煮沸的时间至少是

A. 4小时 B. 3小时 C. 5小时 D. 1小时

E. 2小时

考点：基础护理学–医院内感染的预防和控制–清洁、消毒、灭菌

解析：杀灭肉毒杆菌芽孢需要煮沸的时间至少需要 3 小时。大多数的细菌芽孢煮沸 15 分钟可杀灭。

答案：B

9. 为气性坏疽病人换药后的敷料选择的消毒灭菌法是

A. 煮沸法　　B. 燃烧法　　C. 干烤法　　D. 紫外线

E. 压力蒸汽

考点：基础护理学–医院内感染的预防和控制–清洁、消毒、灭菌

解析：气性坏疽为特殊感染，其换药后的敷料应采用燃烧法，这种灭菌方法简单、迅速、彻底。

答案：B

10. 不宜用燃烧法消毒灭菌的物品是

A. 污染的敷料　　B. 治疗碗　　C. 镊子　　D. 拆线剪

E. 坐浴盆

考点：基础护理学–医院内感染的预防和控制–清洁、消毒、灭菌

解析：锐利刀剪不适宜用燃烧法，因为会使锋刃变钝。

答案：D

11. 关于煮沸消毒法的叙述，不正确的是

A. 煮沸消毒前先将物品刷洗干净

B. 物品不宜放置过多，要保证各部分与水相接触

C. 从物品放入开始计时消毒时间

D. 水的沸点受气压影响，海拔高的地区气压低，水的沸点也低

E. 将 1%～2%的碳酸氢钠加入水中，除增强杀菌效果外，还有去污渍的作用

考点：基础护理学–医院内感染的预防和控制–清洁、消毒、灭菌

解析：煮沸消毒时将物品洗净完全浸没在水中，自水沸开始计时，5～10 分钟可达到消毒效果。

答案：C

12. 患者，男，26 岁。腿部外伤后发展为气性坏疽，为其换药用的剪刀最佳消毒方法是

A. 75%酒精浸泡　　B. 燃烧　　C. 微波消毒灭菌　　D. 高压蒸汽灭菌

E. 煮沸

考点：基础护理学–医院内感染的预防和控制–清洁、消毒、灭菌

解析：气性坏疽为芽孢杆菌的特殊感染，为其换药用的剪刀最佳消毒方法是高压蒸汽灭菌。

答案：D

13. 关于紫外线灯管消毒法，描述不正确的是

A. 用于室内空气消毒时，距离小于2 m，时间30～60 min
B. 可用乙醇棉球擦拭，以保持灯管清洁
C. 照射时病人须戴防护镜、穿防护衣
D. 消毒时间从紫外线灯亮可开始计时
E. 定时监测灭菌效果
考点： 基础护理学–医院内感染的预防和控制–清洁、消毒、灭菌
解析： 排除法。使用紫外线灯管消毒时应于灯亮5～7分钟开始计时，其他选项均正确。
答案： D

14. 用紫外线灯消毒物品时有效距离和消毒时间分别是
A. 25～60 cm、20～30分钟
B. 25～60 cm、10～20分钟
C. 25～60 mm、20～30分钟
D. 25～60 mm、10～20分钟
E. 25～60 mm、5～10分钟
考点： 基础护理学–医院内感染的预防和控制–清洁、消毒、灭菌
解析： 紫外线灯消毒物品时有效距离和消毒时间分别是25～60 cm，20～30分钟。
答案： A

15. 紫外线杀菌作用最强的波段是
A. 250～270 nm
B. 200～230 nm
C. 270～290 nm
D. 230～250 nm
E. 200～250 nm
考点： 基础护理学–医院内感染的预防和控制–清洁、消毒、灭菌
解析： 紫外线杀菌最强的波段是250～270 nm。
答案： A

16. 能产生新生态氧，将菌体蛋白质氧化，使菌体死亡的化学消毒灭菌剂是
A. 戊二醛
B. 福尔马林
C. 环氧乙烷
D. 过氧乙酸
E. 碘伏
考点： 基础护理学–医院内感染的预防和控制–清洁、消毒、灭菌
解析： 能产生新生态氧，将菌体蛋白质氧化，使细菌死亡的化学消毒灭菌剂是过氧乙酸。过氧乙酸为高效化学消毒灭菌剂，能杀灭细菌、芽孢、真菌和病毒。
答案： D

17. 用40%甲醛进行气化消毒时，需加入的氧化剂是
A. 乳酸钾
B. 乳酸钠
C. 氯化钾
D. 氢氧化钾
E. 高锰酸钾
考点： 基础护理学–医院内感染的预防和控制–清洁、消毒、灭菌
解析： 用甲醛消毒时，应加氧化剂高锰酸钾气化，每2 ml甲醛液加高锰酸钾lg。
答案： E

18. 现有95%乙醇500 ml，要配制70%乙醇，需加入灭菌蒸馏水的量是

A. 132 ml　B. 179 ml　C. 185 ml　D. 279 ml

E. 385 ml

考点： 基础护理学–医院内感染的预防和控制–清洁、消毒、灭菌

解析： 现有95%乙醇500 ml，共含有纯乙醇500×0.95=475 ml，要配制成70%乙醇，还需加入蒸馏水475÷0.7=179 ml。

答案： B

19. 可用于黏膜消毒的溶液是

A. 0.2%过氧乙酸　B. 2%戊二醛　C. 0.1%氯胺　D. 70%酒精

E. 0.5%碘酊

考点： 基础护理学–医院内感染的预防和控制–清洁、消毒、灭菌

解析： 2%戊二醛、0.5%碘酊对皮肤、黏膜有刺激性，70%乙醇常用于皮肤消毒。0.02%过氧乙酸用作黏膜冲洗消毒。此外，0.2%过氧乙酸用于手、皮肤消毒；0.2%～1%溶液用于浸泡洗净后的污物；0.2%～0.4%溶液用于环境喷洒。

答案： A

（20～21题共用备选答案）

A. 乙醇　B. 甲醛　C. 戊二醛　D. 氯己定

E. 过氧乙酸

20. 需现配现用的消毒剂是

21. 不能与肥皂、洗衣粉混用的消毒剂是

考点： 基础护理学–医院内感染的预防和控制–清洁、消毒、灭菌

解析：（1）结合选项，应现配现用的为过氧乙酸，因其易分解而降低杀菌力。（2）肥皂、洗衣粉等阴离子表面活性剂，不能与氯己定等阳离子表面活性剂混用。

答案： E；D

（22～23题共用备选答案）

A. 衣服　B. 压舌板　C. 口罩　D. 穿刺针

E. 被褥

22. 属于高度危险物品的是

23. 属于中度危险物品的是

考点： 基础护理学–医院内感染的预防和控制–清洁、消毒、灭菌

解析：（1）高度危险物品是指凡需穿透皮肤、黏膜进入无菌组织的器材，如输液器、血制品等。（2）中度危险物品是指接触病人黏膜及破损皮肤的器材，如压舌板、体温计等。

答案： D；B

（24～25题共用题干）

患儿男，3岁，因手足口病入院，某日出现肺水肿，护士协助医生及时接上呼吸机。

24. 医院用品的危险性是指物品污染后对人体造成危害的程度。呼吸机管道属于
A. 极度危险物品 B. 高度危险物品 C. 中度危险物品 D. 低度危险物品
E. 无危险物品
考点：基础护理学–医院内感染的预防和控制–清洁、消毒、灭菌
解析：呼吸机管道属于中度危险性物品，不进入人体组织，不接触黏膜，仅直接或间接地与健康无损的皮肤接触。
答案：C

25. 呼吸机管道可采取的消毒方法是
A. 干烤
B. 日光暴晒
C. 紫外线灯管照射
D. 含氯消毒剂溶液浸泡
E. 氯己定溶液浸泡
考点：基础护理学–医院内感染的预防和控制–清洁、消毒、灭菌
解析：考虑为呼吸道管路，需采取化学消毒法，ABC 排除。凡是中度危险性物品，一般情况下达到消毒即可，可选择中效或高效消毒法，E 排除。
答案：D

26. 绿脓杆菌感染的病人用过的剪刀，其消毒灭菌的步骤是
A. 灭菌、清洁，再灭菌
B. 清洁后用高压蒸气灭菌
C. 彻底清洗后，用化学消毒剂浸泡消毒
D. 直接采取燃烧法达到灭菌
E. 与其它器械先浸泡消毒后，再分别清洁灭菌
考点：基础护理学–医院内感染的预防和控制–清洁、消毒、灭菌
解析：绿脓杆菌通过各种途径传播给病人，医疗器械也是一种传播途径。因此消毒灭菌时应先杀灭绿脓杆菌，再进行清洁、灭菌。
答案：A

27. 患者男，甲型肝炎住院 20 天，治愈出院。护士为其进行终末消毒处理，不妥的做法是
A. 患者洗澡、换清洁衣裤
B. 个人用物经消毒后带出病区
C. 被服及时送洗衣房清洗
D. 室内空气可用喷雾消毒
E. 病床、桌椅用消毒液擦拭
考点：基础护理学–医院内感染的预防和控制–清洁、消毒、灭菌
解析：传染病人出院后，病室应执行传染病终末消毒法，被服及时送洗衣房清洗消毒，并与普通患者分开。室内空气可用喷雾消毒，病床、桌椅用消毒液擦拭。故不妥的做法为 C 选项。

答案： C

28. 属于Ⅲ类环境病区的是

A. 普通保护性隔离室　　B. 供应室无菌区

C. 重症监护病房　　D. 注射室

E. 婴儿室

考点： 基础护理学–医院内感染的预防和控制–清洁、消毒、灭菌

解析： 属于Ⅲ类环境病区的范围包括：儿科病房、妇产科检查室、注射室、换药室、供应室、清洁区、急诊室、化验室、各类普通病房和诊室。各类环境空气、物品表面、医务人员手的消毒卫生标准如下：

环境类别	范　围	空气 CFU/cm³	物品表 CFU/cm²	医务人员手 CFU/cm²
Ⅰ类	层流洁净手术室及病房	≤10	≤5	≤5
Ⅱ类	普通手术室、产房、婴儿和早产儿室、普通保护性隔离室、供应室无菌区、烧伤和重症监护病房	≤200	≤5	≤5
Ⅲ类	儿科病房、妇产科检查室、注射室、换药室、供应室、清洁区、急诊室、化验室、各类普通病房和诊室	≤500	≤10	≤10
Ⅳ类	传染病科及病房	—	≤15	≤15

答案： D

29. 控制医院感染最简单有效的方法是

A. 洗手　　B. 戴手套　　C. 环境消毒　　D. 隔离传染患者

E. 合理应用抗生素

考点： 基础护理学–医院内感染的预防和控制–洗手与手消毒

解析： 控制医院感染最简单有效的方法是洗手，有效洗手可以清除手上 99%以上的暂住菌。

答案： A

30. 关于手的消毒，叙述错误的是

A. 接触被病原微生物污染的物品后只需要进行卫生洗手

B. 实施侵入性操作前应进行手的消毒

C. 护理免疫力低下的新生儿前应进行手的消毒

D. 接触血液、体液和分泌物后应进行手的消毒

E. 接触传染病病人后应进行手的消毒

考点： 基础护理学–医院内感染的预防和控制–洗手与手消毒

解析： 排除法。接触被病原微生物污染的物品后需要进行手消毒（A 错误）。手消毒的指征：①直接接触每个患者前后，从同一患者身体的污染部位移动到清洁部位时；②接

触患者黏膜，破损皮肤或伤口前后，接触患者的血液、体液、分泌物、排泄物、伤口敷料等之后；③穿脱隔离衣前后，摘手套后；④进行无菌操作、接触清洁、无菌物品之前；⑤接触患者周围环境及物品后；⑥处理药物或配餐前。

答案：A

（31～32题共用备选答案）

A. 15 秒　B. 30 秒　C. 1分钟　D. 2分钟

E. 3分钟

31. 护士洗手时揉搓的时间不少于

32. 护士涂擦消毒手时涂擦的时间不少于

考点：基础护理学–医院内感染的预防和控制–清洁、消毒、灭菌

解析：（1）护士洗手时揉搓的时间不少于15秒。（2）涂擦消毒手时涂擦时间不少于2分钟，用消毒剂依次涂擦双手，即手掌对手掌、手背对手掌、指尖对手掌、两手指缝相对互擦，每个步骤进行3次，注意指甲、指缝、拇指、指关节等处。

答案：A；D

33. 为防止交叉感染，具有针对性的措施是

A. 一份无菌物品只供一位病人使用　B. 无菌物品应放在清洁、干燥、固定处

C. 无菌物品与非无菌物品分开存放　D. 无菌物品应定期检查有效使用期

E. 用无菌钳夹取无菌物品

考点：基础护理学–医院内感染的预防和控制–无菌技术

解析：为防止交叉感染，一份无菌物品只供一位病人使用，即一人一用一灭菌。其余选项内容虽正确，但不具有针对性。

答案：A

34. 护士在执行PICC过程中发现手套破损，此时应

A. 用无菌纱布覆盖破损处　B. 用消毒液消毒破损处

C. 用胶布粘贴破损处　D. 加戴一副手套

E. 立即更换手套

考点：基础护理学–医院内感染的预防和控制–无菌技术

解析：PICC置管为严格无菌操作，在执行过程中发现手套破损或不慎被污染，应立即更换，以防引起感染。

答案：E

35. 把长25 cm的持物镊浸泡在消毒液中，镊子前部浸泡于液面下的部分长度应为

A. 5 cm　B. 7.5 cm　C. 10 cm　D. 12.5 cm

E. 15 cm

考点：基础护理学–医院内感染的预防和控制–无菌技术

解析：持物镊在消毒液中浸泡时，容器深度与钳长度比例适合，消毒液面浸没轴节以上

2～3 cm 或镊子长度的 1/2。因此长 25 cm 的持物钳浸泡于液面下的部分长度应为 12.5 cm。

答案： D

36. 无菌持物钳的湿式保存法，消毒液应浸泡达到的深度为

A. 持物钳轴关节
B. 持物钳轴下 2～3 cm
C. 持物钳轴上 2～3 cm
D. 持物钳的 1/2
E. 没过整钳

考点： 基础护理学–医院内感染的预防和控制–无菌技术

解析： 无菌持物钳经压力蒸汽灭菌后浸泡时，消毒液面应浸没轴节以上 2～3 cm 或镊子长度的 1/2，每个容器只能放置一把无菌持物钳。

答案： C

37. 孕妇，因尿潴留，护士准备为该孕妇行导尿术。下列叙述中欠妥的是

A. 戴口罩、帽子并清洗双手
B. 关闭门窗、保护患者隐私
C. 将无菌与非无菌物品分别放置
D. 检查导尿包的名称及灭菌日期
E. 用无菌持物镊夹取棉球消毒外阴

考点： 基础护理学–医院内感染的预防和控制–无菌技术

解析： 排除法。行导尿术过程中应严格无菌操作，无菌持物钳应保持无菌状态，不可用于消毒皮肤或换药，以免被污染。

答案： E

38. 使用无菌容器正确的操作是

A. 盖的内面朝下，以便放置稳妥
B. 物品取出后，未污染的物品可放回
C. 手握容器边缘，以便持物牢靠
D. 开盖 30 分钟内盖好，以防污染
E. 手指不可触及容器内面及边缘

考点： 基础护理学–医院内感染的预防和控制–无菌技术

解析： 本题考查无菌容器的操作要点：①取物时，拿起容器盖平稳离开容器，内面向上置于桌面或内面向下拿在手中（A 错误），拿盖时手不可触及盖的内面及边缘。②物品取出后应立即盖严容器，关闭时，盖子应由后向前覆盖整个容器口（D 错误）。无菌物品一经取出，即使未用，也不可放回无菌容器内（B 错误）；③手持无菌容器时，应托住容器底部，手指不能触及容器边缘及内面（C 错误、E 正确）。

答案： E

39. 使用无菌包的方法，叙述错误的是

A. 将无菌包放在清洁、干燥、平坦处
B. 依次打开包的外角和左、右角，最后打开内角
C. 使用无菌持物钳夹取包内无菌物品，放在准备好的无菌区域内
D. 如包内物品一次未用完，可将其按原折包好，24 小时内可继续使用
E. 如无菌包潮湿，应先烘干再使用

考点： 基础护理学–医院内感染的预防和控制–无菌技术

解析： 排除法。如包内物品被污染或包布受潮，需重新灭菌。

答案： E

40. 铺无菌盘的操作方法，正确的是

A. 用手取出无菌巾后将剩余无菌巾包好注明开包日期时间

B. 操作者的双手不可触及无菌治疗巾的内面

C. 折叠治疗巾上层呈扇形，开口边缘向内放入无菌物品

D. 双手捏住治疗巾上层两角内外面下拉覆盖无菌物品

E. 铺好的无菌盘12 h内有效并注明铺盘日期及时间

考点： 基础护理学–医院内感染的预防和控制–无菌技术

解析： 排除法。铺无菌盘时无菌巾应该用无菌持物钳夹取，不能直接用手取（A错误）；无菌治疗巾的内面为无菌区，应避免手触及（B正确）；放入无菌物品时应折叠治疗巾呈扇形，并将开口边缘向外，以免污染（C错误）；放入无菌物品后，展开上层折叠层，遮盖无菌物品上，上下层边缘对齐即可（D错误）。铺好的无菌盘4小时内有效（E错误）。

答案： B

41. 经启用后不能维持24小时内有效的物品是

A. 开启过的无菌包

B. 铺好的无菌盘

C. 打开过的无菌溶液瓶

D. 持续进行静脉输液的输液器

E. 持续使用的留置导尿引流装置

考点： 基础护理学–医院内感染的预防和控制–无菌技术

解析： 经启用后不能维持24小时内有效的物品是铺好的无菌盘，铺好的无菌盘4小时内有效。开启过的无菌包、打开过的无菌溶液瓶、持续进行静脉输液的输液器、留置导尿引流装置有效期均为24小时。

答案： B

42. 使用无菌溶液的方法，叙述不正确的是

A. 使用前应该核对溶液的名称、浓度、有效日期及溶液质量

B. 开启瓶塞时手不可触及瓶口

C. 冲洗瓶口时标签始终朝向掌心

D. 倒液后环绕消毒瓶塞时，最先消毒手接触的部位

E. 已开启的无菌溶液瓶内的溶液，可保存24小时

考点： 基础护理学–医院内感染的预防和控制–无菌技术

解析： 排除法，本题考查无菌溶液的使用方法。倒液后应立即塞好瓶塞，以防污染，然后环绕消毒盖好（D不正确）。其余选项均正确。

答案： D

43. 使用无菌溶液时应先核对

A. 瓶盖有无松动　B. 瓶体有无裂痕　C. 瓶签各项内容　D. 溶液有无变色
E. 溶液有无絮状物

考点：基础护理学–医院内感染的预防和控制–无菌技术

解析：使用无菌溶液时应先核对瓶签、药名、剂量、浓度和有效期。

答案：C

（44～46 题共用备选答案）

A. 4 小时　B. 24 小时　C. 3 天　D. 7 天
E. 20 天

44. 铺好的无菌盘的有效期是

45. 无菌溶液打开未用完，消毒瓶口、瓶塞后盖好，其有效保存期是

46. 压力蒸汽灭菌后的无菌物品，其有效保存期是

考点：基础护理学–医院内感染的预防和控制–无菌技术

解析：（1）铺好的无菌盘应尽早使用，有效期不超过 4 小时。（2）已开启的溶液瓶内的溶液，24 小时内有效。（3）本题考查的是无菌物品的保存期。压力蒸气灭菌的无菌物品一般可以有效保存 7 天。

答案：A；B；D

47. 戴无菌手套的操作方法，正确的是

A. 打开无菌手套袋后检查号码及灭菌日期
B. 手套袋的系带缠好后放在手套袋的内面
C. 用戴好手套的手捏住另一只手套的内面
D. 用戴好手套的手保持在腰以上水平视线范围
E. 脱手套时双手分别捏住手套外面翻转脱下

考点：基础护理学–医院内感染的预防和控制–无菌技术

解析：应检查无菌手套袋外面的号码及灭菌日期，A 错误；手套袋有系带，应注意系带不要污染手套袋的内面，B 错误；已戴好手套的手不可触及未戴手套的手及另一手套的内面即非无菌面；C 错误；操作始终在腰部或操作台面水平以上进行，D 正确；脱手套时，一手捏住另一只腕部外面，翻转脱下；再以脱下手套的手插入另一手套内，将其翻转脱下，E 错误。

答案：D

48. 在传染病区内，属于半污染区的是

A. 值班室　B. 配餐室　C. 消毒室　D. 食堂
E. 医护办公室

考点：基础护理学–医院内感染的预防和控制–隔离技术

解析：半污染区是指可能被病原微生物污染的区域，结合选项，医护办公室为半污染区。隔离区域的划分如下表：

清洁区	未被病原微生物污染	更衣室、配膳室（D、B）、值班室（A）及库房
半污染区	可能被病原微生物污染	医护办公室（E）、化验室、病区内走廊
污染区	被病原微生物污染	病室、厕所、浴室等

答案：E

49. 在传染病区内属于清洁区的是

A. 治疗室　B. 检验室　C. 消毒室　D. 病房

E. 病区走廊

考点：基础护理学–医院内感染的预防和控制–隔离技术

解析：清洁区是指未被病原微生物污染的区域，如治疗室（A正确）、值班室、配餐室等；病区以外的地区，如食堂、药房、营养室等。隔离区域的划分如下表：

清洁区	未被病原微生物污染	治疗室（A）、配膳室、值班室及库房
半污染区	可能被病原微生物污染	医护办公室、化验室（B）、病区内走廊（E）、消毒室（C）
污染区	被病原微生物污染	病室（D）、厕所、浴室等

答案：A

（50～51题共用题干）

李女士，30岁，5天前脚趾被玻璃划伤，近两天发热、厌食、说话受限、咀嚼困难、呈苦笑面容，急诊入院。

50. 接诊护士对病人应施行的隔离方式是

A. 严密隔离　B. 消化道隔离

C. 呼吸道隔离　D. 接触性隔离

E. 保护性隔离

考点：基础护理学–医院内感染的预防和控制–隔离技术

解析：由题干可知病人是破伤风患者，病原体可经患处排出，通过直接或间接地接触皮肤或黏膜破损处而传染，故应采取接触性隔离。

答案：D

51. 病人使用过的被服，正确的处置是

A. 先消毒，后清洗　B. 先清洗，后消毒

C. 先灭菌，再清洗　D. 先清洗，再放日光下暴晒

E. 先放日光下暴晒，然后清洗

考点：基础护理学–医院内感染的预防和控制–隔离技术

解析：破伤风是梭状芽孢杆菌感染，凡是病人接触过的一切污染物如被单、衣物等，都应严格灭菌后才可清洁处理。

答案：C

52. 肾脏移植手术后病人应采取

A. 严密隔离　　B. 呼吸道隔离　　C. 接触隔离　　D. 消化道隔离

E. 保护性隔离

考点： 基础护理学–医院内感染的预防和控制–隔离技术

解析： 肾脏移植术后的病人抵抗力低下，极易发生感染，应采取保护性隔离。保护性隔离也称反向隔离，适用于抵抗力低下或极易感染的病人，如早产儿、严重烧伤、白血病、脏器移植、免疫缺陷等病人。

答案： E

53. 对非典型肺炎患者采取的隔离属于

A. 昆虫隔离　　B. 肠道隔离　　C. 严密隔离　　D. 血液隔离

E. 接触隔离

考点： 基础护理学–医院内感染的预防和控制–隔离技术

解析： 非典型肺炎属于烈性传染病，应采取严密隔离。严密隔离适用于经飞沫、分泌物、排泄物直接或间接传播的烈性传染病，如霍乱、鼠疫、非典型肺炎等。

答案： C

（54～55 题共用题干）

患者男，6 岁。突起高热入院。查体：精神萎靡，面色青灰，四肢厥冷，反复抽搐。T 40 ℃，P 152 次/分，R 32 次/分。肛门拭子镜检可见大量脓细胞和红细胞。

54. 患儿应采取的隔离种类为

A. 分泌物隔离　　B. 消化道隔离　　C. 接触隔离　　D. 昆虫隔离

E. 呼吸道隔离

考点： 基础护理学–医院内感染的预防和控制–隔离技术

解析： 患儿高热，肛门拭子镜检可见大量脓细胞和红细胞，考虑菌痢可能性大，因此应进行消化道隔离。

答案： B

55. 关于穿脱隔离衣的注意事项，叙述不正确的是

A. 双手应保持在腰平面以上　　B. 穿好隔离衣后不得进入清洁区

C. 无潮湿或污染时不更换隔离衣　　D. 隔离衣需掩盖工作服

E. 保持隔离衣衣领清洁

考点： 基础护理学–医院内感染的预防和控制–隔离技术

解析： 排除法。接触不同病种的病人应更换隔离衣，其余选项均正确。

答案： C

56. 关于隔离衣使用的叙述，错误的是

A. 隔离衣需全部遮盖工作服
B. 衣领的内面为清洁面
C. 隔离衣挂在病房里时应内面向外
D. 隔离衣应每日更换一次
E. 隔离衣潮湿后应立即更换

考点： 基础护理学–医院内感染的预防和控制–隔离技术

解析： 排除法。隔离衣衣领和隔离衣内面为清洁面（B 排除），隔离衣外面为污染面。隔离衣的长短要合适，须全部遮盖工作服（A 排除）。隔离衣若挂在半污染区，则清洁面向外，挂在污染区，则污染面朝外，病房为污染区，故应外面向外（C 错误）。隔离衣应每日更换一次，污染或溅湿随时更换（D、E 排除）。

答案： C

57. 在传染病区内护士穿隔离衣的方法，叙述正确的是
A. 穿戴工作衣帽，取下手表，卷袖于肘下，洗手
B. 穿隔离衣，其污染面应朝内对着操作者
C. 穿衣袖时双手不可触及隔离衣的外面
D. 两手在背后捏住隔离衣内外边缘对齐折叠系带
E. 穿隔离衣后双臂保持在腰以下视线范围内

考点： 基础护理学–医院内感染的预防和控制–隔离技术

解析： 穿戴工作衣帽，取下手表，卷袖于肘上，洗手；穿隔离衣是其清洁面对着操作者，穿衣袖时双手不可触及隔离衣的外面，两手在背后捏住隔离衣外边缘对齐折叠系带，穿隔离衣后双臂保持在肩下腰以上视线范围内。

答案： C

第十三章 给 药

1. 不属于“三查七对”的内容是
A. 床号、姓名
B. 药名、浓度
C. 剂量、方法、时间
D. 用药后反应
E. 操作前查、操作中查

考点： 基础护理学–给药–概述

解析： 三查：操作前、操作中、操作后查。七对：对床号、姓名、药名、浓度、剂量、方法、时间。

答案： D

2. 患者男，24 岁。行左上臂脂肪瘤切除术，护士为手术医生取用麻醉剂时，应该首先查对
A. 瓶签
B. 瓶身有无裂缝
C. 瓶盖有无松动
D. 溶液澄清度
E. 有效期

考点： 基础护理学–给药–概述

解析： 取出药物后，应首先查对药物瓶签上的名称、浓度、剂量。

答案： A

3. 容易潮解的口服药物是

A. 酵母片　　B. 胃蛋白酶　　C. 安定　　D. 阿司匹林

E. 硝酸甘油

考点： 基础护理学–给药–概述

解析： 结合选项，易潮解的口服药物是酵母片。易挥发、潮解或风化的药物，如乙醇、过氧乙酸、糖衣片、干酵母片等应装瓶盖紧。药物的不同特性及分类保存如下表：

药物性质	保　管	常见药物
易挥发、潮解、风化	装密封瓶并盖紧	乙醇、糖衣片、酵母片
易氧化和遇光变质	装深色密盖瓶或放在有黑纸遮盖的纸盒中，置阴凉处	盐酸肾上腺素、维生素C、氨茶碱、硝酸甘油
易燃、易爆	单独存放，密闭置于阴凉处，远离明火	乙醚、乙醇等
易被热破坏	2～10 ℃或置于阴凉干燥处（约20 ℃）	如各种疫苗、抗毒血清、白蛋白、胰岛素、青霉素皮试液等

答案： A

4. 应放入有色瓶或避光纸盒内、置于阴凉处保存的药物是

A. 氨茶碱　　B. 胎盘球蛋白　　C. 甲氧氯普胺　　D. 糖衣片

E. 乙醇

考点： 基础护理学–给药–概述

解析： 应放入有色瓶或避光纸盒内、置于阴凉处保存的药物是容易氧化和遇光变质的药物，结合选项，只有A选项氨茶碱遇光变质，因此选择A项。

答案： A

5. 不符合药物管理原则的是

A. 按内服、外用、注射、剧毒等分类保管

B. 定期检查，如有异样，应立即停止使用

C. 按易挥发、易氧化、易燃易爆等分类保存

D. 药柜置于光线明亮、阳光直射处，保持整洁

E. 病人个人用药单独存放，并写明床号、姓名

考点： 基础护理学–给药–概述

解析： 排除法。药物保存应避免阳光直射，其他选项均正确。

答案： D

6. 易风化潮解的药物应放在

A. 阴凉干燥处　　B. 避光纸盒内　　C. 有色瓶中　　D. 密封瓶中

E. 冰箱冷藏

考点：基础护理学–给药–概述

解析：易挥发、潮解、风化的药物须装瓶盖紧，如乙醇、过氧乙酸、酵母片、糖衣片等。

答案：D

7. 给药方式中吸收最快的是

A. 口服　　B. 吸入　　C. 皮下注射　　D. 肌内注射

E. 直肠给药

考点：基础护理学–给药–概述

解析：药液吸收速度：静脉＞吸入＞肌内注射＞皮下注射＞直肠＞口服＞皮肤，所给选项中，吸收最快的是吸入。

答案：B

8. 需要时（长期）医嘱的外文缩写是

A. hs　　B. qn　　C. prn　　D. sos

E. st

考点：基础护理学–给药–概述

解析：需要时（长期）医嘱的外文缩写是 prn。

答案：C

9. 封某，糖尿病，医嘱皮下注射普通胰岛素 8 U ac 30 分，ac 的执行时间是

A. 早上 8:00　　B. 晚上 8:00　　C. 临睡前　　D. 饭前

E. 必要时

考点：基础护理学–给药–概述

解析：本题考查的是给药时间缩写的含义，ac 代表饭前，因此 D 为正确答案。

答案：D

10. 临睡前给药的外文缩写是

A. st　　B. qd　　C. qh　　D. qn

E. hs

考点：基础护理学–给药–概述

解析：临睡前给药的外文缩写是 hs。st 为立即的缩写；qd 为每日一次的缩写；qh 为每小时一次的缩写；qn 为每晚一次的缩写。医院常用外文缩写及中文译意如下表：

缩写	译意	缩写	译意	缩写	译意
qm	每晨 1 次	bid	每日 2 次	po	口服
qn	每晚 1 次	tid	每日 3 次	ID	皮内注射
qd	每日 1 次	qid	每日 4 次	H/IH	皮下注射
qh	每 1 小时 1 次	qod	隔日 1 次	IM/im	肌内注射
q2h	每 2 小时 1 次	biw	每周 2 次	IV/iv	静脉注射

续表

缩写	译意	缩写	译意	缩写	译意
q3h	每 3 小时 1 次	DC	停止	iv drip	静脉滴注
ac	饭前	st	立即	prn	需要时（长期）
pc	饭后	hs	临睡前	sos	必要时（限用 1 次，12 h 内有效）

答案：E

11. 患者李某，患肠内阿米巴痢疾，医嘱为口服硫酸巴龙霉素 40～60 万 U，qid，连服五天，其中“qid”译成中文的正确含义是

A. 每 4 小时 1 次　B. 每 6 小时 1 次　C. 每日 2 次　D. 每日 3 次

E. 每日 4 次

考点：基础护理学–给药–概述

解析：“qid 正确的中文译意是“每日 4 次”；“每 4 小时一次”的外文缩写是“q4h”；“每 6 小时一次”的外文缩写是“q6h”；“每日 2 次”的外文缩写是“bid”；“每日 3 次”的外文缩写是“tid”。

答案：E

12. 患者，女，35 岁。因糖尿病住院治疗，医嘱皮下注射普通胰岛素 8 个单位 ac，执行时间是

A. 上午　B. 饭后　C. 临睡前　D. 饭前

E. 必要时

考点：基础护理学–给药–概述

解析：ac 是指饭前。

答案：D

13. 患者，男，66 岁。慢性心功能不全。医嘱地高辛 0.25 mg qd，护士发药前应首先

A. 了解心理反应　B. 测脉率（心率）及脉律（心律）

C. 观察意识状态　D. 测量血压

E. 检查瞳孔

考点：基础护理学–给药–口服给药法

解析：患者服用洋地黄，因此在服药前应先测脉率（心率）及脉律，当低于 60 次/分立即通知医生。

答案：B

14. 患儿男，6 个月。因支气管炎住院治疗。护士帮助患儿服用止咳嗽药，正确的做法是

A. 先服止咳糖浆，后服维生素　B. 服止咳糖浆后，喂少量温水

C. 止咳糖浆与奶混匀后一起喂服　D. 最后喂服止咳糖浆，之后不宜立即喂水

E. 喂服止咳糖浆后立即喂奶

考点：基础护理学–给药–口服给药法

解析： 止咳糖浆对呼吸道黏膜起安抚作用，服后不宜饮水，以免冲淡药物。同时服用多种药物，应最后服用止咳糖浆。

答案： D

15. 服磺胺药需多饮水的目的是

A. 减轻服药引起的消化道症状　　B. 避免结晶析出堵塞肾小管
C. 避免头晕头痛等中枢神经系统反应　　D. 增强药物疗效
E. 避免影响造血功能

考点： 基础护理学–给药–口服给药法

解析： 磺胺类药，由肾脏排出，尿少时易析出结晶，使肾小管堵塞，因此服后宜多饮水。

答案： B

16. 给患者服用铁剂时，正确的做法是

A. 服用茶水可促进其吸收　　B. 服用前应常规测心率
C. 服药后不宜饮水　　D. 可用饮水管吸
E. 宜饭前服用

考点： 基础护理学–给药–口服给药法

解析： 本题考查应用铁剂的注意事项：1. 在餐后服用（E 错误）。2. 可与维生素 C、果汁等同服，促进铁吸收。3. 牛奶、茶、蛋类、抗酸药物等可抑制铁的吸收，应避免与含铁食物同服（A 错误）。4. 用吸管或服药后漱口，以防牙齿被染黑（D 正确）。5. 口服铁剂可致胃肠道反应，宜从小剂量开始。

答案： D

17. 下列哪类药物服用后需多饮水

A. 铁剂　　B. 止咳糖浆　　C. 助消化药　　D. 健胃药
E. 磺胺类药

考点： 基础护理学–给药–口服给药法

解析： 排除法。其中磺胺类药由肾脏排出，尿少时易析出结晶，使肾小管堵塞，服用此类药后要多饮水，因此 E 为正确答案。

答案： E

18. 患者女，29 岁。呼吸道感染，咳嗽，咳痰。护士为其进行雾化吸入，可选择的化痰药是

A. 地塞米松　　B. 庆大霉素　　C. α–糜蛋白酶　　D. 氨茶碱
E. 沙丁胺醇

考点： 基础护理学–给药–吸入给药法

解析： 患者呼吸道感染，控制呼吸道感染常用药物为抗生素类，如庆大霉素。化痰药为 α–糜蛋白酶，其余为平喘药。

答案： C

19. 患者，男，18 岁。因“急性肺炎”入院。患者神志清楚，咳嗽、咳痰，体温 39.5 ℃。医嘱：乙醇拭浴。因患者咳嗽加剧，痰液黏稠，遵医嘱超声雾化吸入，首选药物是

A. 庆大霉素　B. α–糜蛋白酶　C. 氨茶碱　D. 沙丁胺醇

E. 地塞米松

考点：基础护理学–给药–吸入给药法

解析：患者痰液黏稠，超声雾化吸入时应该用α–糜蛋白酶稀释痰液，利于排痰。庆大霉素为抗生素，其余为平喘药。

答案：B

20. 超声雾化吸入的特点是

A. 雾量恒定，方便使用

B. 雾滴细小，但不均匀

C. 气雾滴随呼吸最终可以到达段支气管

D. 气雾通过导管随病人吸气达到肺泡

E. 产生气雾温度低，治疗后不易着凉

考点：基础护理学–给药–吸入给药法

解析：超声雾化吸入法的特点是雾滴小而均匀，可随呼吸达终末支气管和肺泡，可使神经末梢敏感性降低而减轻疼痛。

答案：D

21. 患者女，62 岁。慢性支气管炎，肺气肿，痰液黏稠，不易咳出，用超声雾化吸入，操作中不妥的是

A. 稀释痰液药用α–糜蛋白酶

B. 稀释药液至 50 ml 放入雾化罐内

C. 水槽内放热水 250 ml

D. 使用时先开电源开关，再开雾化开关

E. 治疗时间 15～20 min

考点：基础护理学–给药–吸入给药法

解析：水槽内应放冷蒸馏水 250 ml（C 不妥）。患者痰液黏稠，应使用α–糜蛋白酶。其余选项均正确。

答案：C

22. 超声雾化吸入的目的不包括

A. 稀化痰液

B. 增加吸入氧浓度

C. 解除支气管痉挛

D. 减轻呼吸道的炎症

E. 间歇吸入抗癌药物治疗肺癌

考点：基础护理学–给药–吸入给药法

解析：超声雾化吸入的目的有：祛痰、解痉、消炎；湿化气道，改善通气功能；间歇吸入抗癌药物治疗肺癌。不包括增加氧浓度。

答案：B

23. 氧气雾化吸入时，正确的是

A. 病人呼气时用手指堵住出气管

B. 药液应稀释在 10 ml 以内

C. 湿化瓶内加冷开水1/2瓶　　D. 氧流量调节至6～8 L/min
E. 嘱病人吸气时松开出气口
考点：基础护理学–给药–吸入给药法
解析：病人吸气时手指按住出气口，做深吸气动作，呼气时，手松开出气口，防止药液丢失，A、E错误；药液稀释至5 ml以内，B错误；湿化瓶内勿放水，C错误；调节氧流量达6～8 L/min，D正确。
答案：D

24. 需混合注射几种药物时，首先应注意的是
A. 药物的配伍禁忌　B. 药物的有效期　C. 安瓿上的剂量　D. 药物的刺激性
E. 各种药物浓度
考点：基础护理学–给药–注射给药法
解析：在需要混合注射几种药物时，首先应确定药物的配伍禁忌，以免发生体外的相互作用，出现使药物中和、水解、破坏失效等理化反应，可能发生浑浊、沉淀、产生气体及变色等外观异常的现象。
答案：A

25. 病人臀部肌内注射进针后抽吸有回血，处理措施是
A. 将针头插得深一点后推注药物　B. 将针头向外拔出一点后推注药物
C. 拔出针头后重新进针　D. 将药物丢弃
E. 不需要处理
考点：基础护理学–给药–注射给药法
解析：肌内注射进针后回抽有回血，说明针头刺入血管内，应拔出针头更换注射器后重新进针。
答案：C

26. 下列不符合无痛注射原则的一项是
A. 病人侧卧位时上腿伸直，下腿弯曲　B. 进针后、注射前，应抽动活塞
C. 推注药物的速度宜慢　D. 注射刺激性强的药物时，进针要深
E. 多种药物同时注射时，先注射刺激性强的药物再注射无刺激性的药物
考点：基础护理学–给药–注射给药法
解析：多种药物同时注射时，应先注射无刺激性或刺激性较弱的药物，再注射刺激性强的药物，以免先注射刺激性强的药物后因病人不适产生肌紧张而不宜注射（E 错误）。无痛技术还包括解除思想顾虑，分散注意力；体位合适，使肌肉松弛，易于进针；注射时做到“二快一慢”（进针和拔针快，推药液慢）；注射刺激性强的药物，针头宜粗长，且进针要深等措施。
答案：E

27. 有关无痛注射，正确的叙述是
A. 病人注意力要集中　B. 刺激性强的药物先注射

C. 取侧卧位，上腿弯曲　　D. 推注药物的速度要匀而快
E. 刺激性强的药物做深部注射
考点：基础护理学–给药–注射给药法
解析：刺激性强的药物深部注射属于无痛注射原则之一，注射时应鼓励病人放松，选择适合且管径小的针头，注射时做到“二慢一快”，即进针、拔针快，推药慢。
答案：E

（28～30 题共用题干）
患者女，68 岁。患糖尿病两年。住院治疗。医嘱：胰岛素 8 单位三餐前 15 分钟皮下注射。

28. 实习护士准备执行注射胰岛素医嘱。需带教教师纠正的操作是
A. 常规消毒注射处皮肤　　B. 选用 2 ml 注射器
C. 进行“三查七对”　　D. 注射部位选择上臂三角肌下缘
E. 针头与皮肤呈 45° 角进针
考点：基础护理学–给药–注射给药法
解析：皮下注射 8 单位胰岛素，即 0.2 ml 胰岛素应选用 1 ml 注射器。胰岛素注射部位包括上臂外侧、腹部、大腿外侧、臀部（D 排除）。注射角度为与皮肤呈 90° 或 45° 角（E 排除）。
答案：B

29. 符合无痛技术的一项是
A. 加强核对　　B. 做到“两快一慢”
C. 经常更换注射部位　　D. 严格执行无菌技术
E. 进针后，注射前无须抽动活塞
考点：基础护理学–给药–注射给药法
解析：结合选项，符合无痛技术的是注射时做到两快一慢，即进针和拔针快，推药液慢。无痛技术原则：解除思想顾虑，分散注意力；体位合适，使肌肉松弛，易于进针；注射时做到“两快一慢”（进针和拔针快，推药液慢）；注射刺激性强的药物，针头宜粗长，且进针要深；同时注射几种药液，注意配伍禁忌，一般应先注射无刺激性或刺激性弱的药物，再注射刺激性强的药物，且推药速度宜更慢，以减轻疼痛。
答案：B

30. 实习护士为该患者进行胰岛素皮下注射时，针头刺入的深度应是针梗的
A. 1/3　　B. 2/3　　C. 3/4　　D. 全部刺入
E. 针尖斜面
考点：基础护理学–给药–注射给药法
解析：皮下注射时，进针深度应是针头的 2/3。
答案：B

31. 患儿男，2 岁。因肺部感染，需肌内注射青霉素治疗，最佳的注射部位是
A. 臀大肌　　B. 臀中肌　　C. 上臂三角肌　　D. 股外侧肌

E. 腹部肌肉

考点：基础护理学–给药–注射给药法

解析：患儿2岁，不宜使用臀大肌注射。2岁以下婴幼儿因臀部肌肉发育不完善，臀大肌注射有损伤坐骨神经的危险，应选用臀中肌、臀小肌注射。

答案：B

（32～34题共用题干）

患者，女，26岁。因停经6周，阴道少量出血就诊，诊断为先兆流产，需肌内注射黄体酮。

32. 吸取药液操作不妥的是

A. 认真查对无误　B. 将安瓿用两手对搓

C. 消毒安瓿颈部，折断安瓿　D. 选择细长针头

E. 针头斜面向下置入安瓿内面下吸

考点：基础护理学–给药–注射给药法

解析：本题考查抽取药物的方法，考虑到药物为黄体酮，该药为油剂，痛感较强，应选择粗针头抽吸油剂黄体酮。

答案：D

33. 注射时，患者的正确姿势是

A. 上腿伸直，下腿弯曲　B. 上腿弯曲，下腿伸直

C. 两腿均伸直　D. 两腿均弯曲

E. 足尖分开，足跟相对

考点：基础护理学–给药–注射给药法

解析：本题考查肌内注射时侧卧位的摆放：上腿伸直，下腿稍弯曲；俯卧位，足尖相对，足跟分开。

答案：A

34. 静脉注射推药时，不正确的做法是

A. 固定针栓　B. 快速推注药液

C. 使病人保持舒适位置　D. 随时观察病人有无不适

E. 再次核对所用药物

考点：基础护理学–给药–注射给药法

解析：排除法。静脉注射时，推药速度应缓慢，因此B为正确答案。

答案：B

35. 需要采血清标本的是

A. 测定血沉　B. 测定血氨　C. 测定血清酶　D. 检测血氧分压

E. 测定血尿素氮

考点：基础护理学–给药–注射给药法

解析：需采集血清标本的有：测定肝功能、血清酶、脂类、电解质等。结合选项，选择C。

标本种类	测定项目	试管
全血标本	红细胞沉降率、血常规、血糖、尿素氮、血氨等	抗凝试管
血清标本	血清酶、脂类、电解质和肝功能等	干燥试管
血培养标本	培养血液中的致病菌	血培养瓶

答案：C

36. 关于采集血液标本的注意事项，叙述不妥的是
    A. 避开输液侧肢体
    B. 采血器具应清洁干燥
    C. 不能从输液针头处采血
    D. 尽量缩短止血带压迫血管的时间
    E. 采血后针头贴试管壁缓缓注入试管内

    考点：基础护理学–给药–注射给药法

    解析：排除法。血标本严禁在输液、输血的针头处或同侧肢体抽取（A、C 正确）。采血后应从注射器上取下针头，将血液沿试管壁缓缓注入试管内（E 不妥当）。

    答案：E

37. 给病人静脉注射时，抽之有回血，无肿胀。但病人有痛感，可能是
    A. 针头部分阻挛
    B. 针头滑出血管外
    C. 针头斜面部分穿透下面血管壁
    D. 静脉痉挛
    E. 针头斜面紧贴血管壁

    考点：基础护理学–给药–注射给药法

    解析：病人有回血，无肿胀，但有疼痛，考虑针尖部分在血管内，部分在血管外，为针头斜面部分穿透下面血管壁所致，致使抽吸时有回血，但药液深入深部组织时有痛感。

    答案：C

38. 患者男，65 岁，肺心病入院。护士为其进行静脉穿刺，进针时有回血。推药时病人疼痛明显。此时可能出现的问题是
    A. 针头未刺入血管内
    B. 针头未完全刺入血管内
    C. 针头刺破对侧血管壁
    D. 针头穿透对侧血管壁
    E. 针头滑出血管外

    考点：基础护理学–给药–注射给药法

    解析：静脉穿刺过程中进针有回血，提示针尖已进入血管，但推药时疼痛明显，提示有药液渗入皮下或深层，因此针头可能已穿破对侧血管壁。

    答案：C

（39～41 题共用备选答案）

A. 5°　B. 15°～30°　C. 30°～40°　D. 50°～60°　E. 90°

39. 皮内注射法的进针角度为

40. 皮下注射法的进针角度为
41. 肥胖患者进行静脉注射时的进针角度为

考点：基础护理学–给药–注射给药法

解析：①皮内注射进针角度为5°。各种注射法小结如下表：

注射法	部　位	进针角度
皮内注射法	前臂掌侧下段	5°
皮下注射法	三角肌下缘、腹部、后背、大腿外侧方	30°～40°，不宜超过45°
肌内注射法	臀大肌、三角肌	90°
静脉穿刺法	手背静脉网、头皮静脉	15°～30°

②皮下注射进针角度为30°～40°。③肥胖患者静脉注射角度可适当增大，为30°～40°。

答案：A；C；C

（42～43题共用备选答案）

A. 5°～15°　B. 15°～30°　C. 30°～40°　D. 40°～50°
E. 50°～60°

42. 一般患者静脉注射时进针角度是
43. 肥胖患者静脉注射时进针角度是

考点：基础护理学–给药–注射给药法

解析：①一般患者静脉注射时进针角度是15°～30°。②肥胖患者静脉注射时进针角度可稍增大，为30°～40°。

答案：B；C

44. 做血液气体分析的血标本采集后应密封放置于

A. 清洁试管中　B. 草酸钾抗凝试管中
C. 无菌试管中　D. 枸橼酸钠试管中
E. 肝素抗凝注射器中

考点：基础护理学–给药–注射给药法

解析：血气分析的血标本应避免凝血，采集后密封放置于肝素抗凝注射器中，并用手搓动注射器以使血液与抗凝剂混匀。

答案：E

45. 股动脉注射拔针后局部加压时间是

A. 1～2 min　B. 3～5 min　C. 5～10 min　D. 10～12 min
E. 12～15 min

考点：基础护理学–给药–注射给药法

解析：动脉注射拔针后应局部加压止血5～10分钟。

答案：C

46. 患者男，25 岁。患化脓性扁桃体炎，在注射青霉素数秒钟后出现胸闷、气促、面色苍白、出冷汗及濒危感，血压 75/45 mmHg，护士首先采取的急救措施是

A. 给予氧气吸入　　B. 针刺人中、内关等穴位

C. 皮下注射 0.1%盐酸肾上腺素 1 ml　　D. 给予静脉输液

E. 报告医师

考点：基础护理学–给药–药物过敏试验

解析：患者注射青霉素后立即出现呼吸困难及休克等过敏性休克的表现，此时应立即皮下注射 0.1%盐酸肾上腺素，该药为抢救过敏性休克的首选药，然后再给予其他措施。

答案：C

（47～51 题共用题干）

患者男，30 岁。患“化脓性扁桃体炎”，医嘱青霉素皮试，护士在做青霉素皮试后约五分钟，患者突感胸闷，面色苍白，出冷汗，脉细速，血压下降，呼之不应。

47. 此时患者最可能发生的是

A. 心绞痛　　B. 低血容量性休克　　C. 心源性休克　　D. 过敏性休克

E. 感染性休克

考点：基础护理学–给药–药物过敏试验

解析：患者青霉素皮试后出现胸闷，面色苍白，出冷汗，脉细速，血压下降等症状，最可能为青霉素过敏性休克。

答案：D

48. 抢救时首选的药物为

A. 异丙肾上腺素　　B. 肾上腺素　　C. 地塞米松　　D. 多巴胺

E. 去甲肾上腺素

考点：基础护理学–给药–药物过敏试验

解析：青霉素过敏性休克抢救的首选药物为肾上腺素，应立即皮下注射，它具有收缩血管、增加外周阻力、提升血压；兴奋心肌、增加心排出量及松弛支气管平滑肌的作用。

答案：B

49. 抢救中患者突发心搏骤停，首选的急救方法为

A. 立即静脉注射肾上腺素　　B. 心内注射异丙肾上腺素

C. 行心脏胸外按压建立循环　　D. 给予氧气吸入，纠正缺氧

E. 注射洛贝林以兴奋呼吸

考点：基础护理学–给药–药物过敏试验

解析：突发心搏骤停时应立即行胸外心脏按压术。

答案：C

50. 胸外心脏按压的频次至少为

A. 60 次/分　　B. 70 次/分　　C. 80 次/分　　D. 90 次/分

E. 100次/分

考点： 基础护理学–给药–药物过敏试验

解析： 胸外心脏按压的频率为100～120次/分。

答案： E

51. 抢救过程中，该患者发生了室颤，护士采取的处理措施中正确的是

A. 同步电复律

B. 非同步电复律

C. 心内注射利多卡因

D. 立即肌内注射阿托品

E. 立即给予患者心脏按压

考点： 基础护理学–给药–药物过敏试验

解析： 治疗室颤的首选措施为直流电复律除颤，应争取在短时间内（1～2分钟）给予非同步直流电除颤。

答案： B

52. 患者女，35岁，注射青霉素后发生过敏性休克。最佳的处理方法是

A. 停药、平卧、注射盐酸肾上腺素，保暖、吸氧

B. 停药、平卧、吸氧、注射抗组胺药物、保暖

C. 停药、平卧、测血压、注射呼吸兴奋剂、保暖

D. 停药、吸氧、保暖、注射间羟胺、平卧

E. 停药、吸氧、保暖、注射地塞米松、平卧

考点： 基础护理学–给药–药物过敏试验

解析： 发生青霉素过敏性休克，应立即停药，病人平卧，氧气吸入、注意保暖。抢救的首选药物是盐酸肾上腺素。

答案： A

53. 患者男，34岁。急性肺炎，在使用青霉素后发生过敏反应，出现面色苍白，出冷汗，发绀，血压下降等循环衰竭症状的原因是

A. 胃肠道平滑肌痉挛

B. 呼吸道分泌物增多

C. 中枢系统缺氧

D. 皮肤血管收缩

E. 周围血管扩张

考点： 基础护理学–给药–药物过敏试验

解析： 过敏性休克时，肥大细胞和嗜碱性粒细胞表面的IgE即与之结合，导致这些细胞破裂，释放组胺、白三烯、缓激肽等血管活性物质，这些物质分别作用于效应器官，使平滑肌收缩，毛细血管扩张及通透性增高，周围血管扩张导致有效循环血量不足引起面色苍白、冷汗、发绀、血压下降等。

答案： E

54. 女性，39岁，因上呼吸道感染使用青霉素治疗，在用药后10天，出现发热、皮肤瘙痒、关节肿胀、淋巴结肿大、腹痛等现象，根据症状病人最可能出现的是

A. 皮肤过敏反应　　B. 呼吸道过敏反应
C. 消化道过敏反应　　D. 速发型过敏反应
E. 血清病型反应

考点： 基础护理学–给药–药物过敏试验

解析： 过敏反应出现的时间是在用药后10天，该症状应该是血清病型反应。一般于用药后7～12天发生症状，临床表现和血清病相似，有发热、关节肿痛、皮肤发痒、荨麻疹、全身淋巴结肿大、腹痛等。血清病型反应一般经过良好，只要停用药物，多能自行缓解，必要时可用抗组胺类药。

答案： E

55. 患者，女，50岁。因急性支气管炎遵医嘱用青霉素治疗，于第9天出现发热、关节肿痛、全身淋巴结肿大、腹痛，应考虑为

A. 消化系统过敏反应　　B. 皮肤过敏反应
C. 血清病型反应　　D. 合并流行性感冒
E. 注射部位感染致全身反应

考点： 基础护理学–给药–药物过敏试验

解析： 患者应用青霉素后的7～12天出现一系列过敏症状，考虑为血清病型反应。血清病型反应属于Ⅲ型变态反应，一般于用药后7～12天发生症状。

答案： C

（56～57题共用题干）

患儿女，9岁。急性扁桃体炎，医嘱给予青霉素治疗。用药数天后出现发热、皮肤瘙痒、关节肿痛、淋巴结肿大、腹痛等症状。

56. 考虑该患儿出现的情况可能是

A. 淋巴结炎　　B. 风湿性关节炎　　C. 皮肤过敏反应　　D. 血清病型反应
E. 消化道过敏反应

考点： 基础护理学–给药–药物过敏试验

解析： 患儿青霉素治疗数天后出现发热、皮肤瘙痒、关节肿痛、淋巴结肿大、腹痛等症状，考虑发生了血清病型反应。血清病型反应属于Ⅲ型变态反应，一般于用药后7～12天发生症状，临床表现和血清病相似。

答案： D

57. 该患儿发生的情况常出现在使用青霉素后

A. 1～4天　　B. 4～7天　　C. 7～12天　　D. 12～14天
E. 14～17天

考点： 基础护理学–给药–药物过敏试验

解析： 血清病型反应一般于用药后7～12天发生症状。

答案： C

58. 发生青霉素过敏性休克时，临床常最早出现的症状是
A. 烦躁不安，血压下降
B. 四肢麻木，头晕眼花
C. 腹痛、腹泻
D. 发绀、面色苍白
E. 皮肤瘙痒、呼吸道症状
考点：基础护理学–给药–药物过敏试验
解析：青霉素过敏性休克最早出现的症状是呼吸道症状和皮肤瘙痒。
答案：E

59. 给患者实施青霉素皮试前，最重要的准备工作是
A. 环境要清洁、宽敞
B. 准备好注射用物
C. 抽药剂量要准确
D. 选择注射部位要合适
E. 询问病人有无过敏史
考点：基础护理学–给药–药物过敏试验
解析：实施青霉素皮试前，最重要的准备工作是评估患者，询问病人是否有过敏史。
答案：E

60. 在青霉素治疗过程中，需重做皮试的情况是
A. 肌内注射改静脉滴注
B. 肌内注射每天 2 次改成每天 4 次
C. 病人本次注射药物因故拖延 2 小时
D. 更换不同批号的青霉素
E. 病人病情加重，畏冷寒战
考点：基础护理学–给药–药物过敏试验
解析：凡首次用药，停药 3 天后再用者，以及更换药物批号，均须按常规做过敏试验，有过青霉素过敏史者禁用药。
答案：D

61. 患者女，45 岁。左脚被钉子刺破，遵医嘱肌内注射破伤风抗毒素，护士配制的 1 ml TAT 过敏试验溶液里，含 TAT 的剂量是
A. 15 U
B. 150 U
C. 1500 U
D. 250 U
E. 2500 U
考点：基础护理学–给药–药物过敏试验
解析：每毫升破伤风抗毒素含 TAT 150U。常用皮试液浓度如下表：

皮试液名称	浓 度	每 0.1 ml 含量
青霉素	200 U～500 U	20 U～50 U
链霉素	2500 U	250 U
破伤风抗毒素	150 IU	15 IU
0.25%普鲁卡因	2.5 mg	0.25 mg
细胞色素 C	0.75 mg	0.075 mg

答案：B

62. 男，39 岁。因腿部被铁钉刺伤，急诊入院，医嘱破伤风抗毒素注射，破伤风抗毒素皮试药液浓度为

A. 15 IU/ml　　B. 50 IU/ml　　C. 100 IU/ml　　D. 150 IU/ml

E. 500 IU/ml

考点：基础护理学–给药–药物过敏试验

解析：破伤风抗毒素皮试药液浓度为 150 IU/ml。常用皮试液浓度如下表：

皮试液名称	浓　度	每 0.1 ml 含量
青霉素	200 U～500 U	20 U～50 U
链霉素	2500 U	250 U
破伤风抗毒素	150 IU	15 IU
0.25%普鲁卡因	2.5 mg	0.25 mg
细胞色素 C	0.75 mg	0.075 mg

答案：D

63. 患者，男，32 岁。脚底被铁锈钉刺伤。遵医嘱注射破伤风抗毒素。皮试结果：红肿大于 1.5 cm，周围红晕达 6 cm。采用脱敏注射。正确的注射方法是

A. 分 4 等份，分次注射　　B. 分 5 等份，分次注射

C. 分 4 次注射，剂量渐减　　D. 分 5 次注射，剂量渐增

E. 分 4 次注射，剂量渐增

考点：基础护理学–给药–药物过敏试验

解析：脱敏注射，正确的注射方法是分 4 次，逐渐加量，20 分钟肌内注射一次，注意观察不良反应。

答案：E

64. 患者，女，65 岁。老年性白内障术后第 3 天，为预防感染，需要滴眼药。护士在操作时，眼药的滴入部位应该是

A. 眼上部结膜囊　　B. 眼下部结膜囊　　C. 眼角膜　　D. 上眼睑

E. 下眼睑

考点：基础护理学–给药–局部给药

解析：眼药的滴入部位应为眼下部结膜囊。

答案：B

65. 病人阴道插入栓剂后至少平卧 15 分钟的主要目的是

A. 保持舒适　　B. 利于观察

C. 避免药物渗出阴道污染内裤　　D. 利于药物扩散至整个阴道组织

E. 利于病人进行放松运动

考点：基础护理学–给药–局部给药

解析：栓剂插入阴道后患者至少平卧 15 min 的目的是利于药物扩散至整个阴道组织和利于药物吸收。

答案：D

66. 关于舌下给药的叙述，错误的是

A. 具有药物吸收迅速，生物利用度高的特点

B. 将药片置于舌下，任其自然溶解

C. 不可将药片吞服

D. 可以将药片嚼碎吞下

E. 冠心病患者舌下给药时宜取半坐卧位

考点：基础护理学–给药–局部给药

解析：舌下给药时药物通过舌下口腔黏膜丰富的毛细血管吸收，经颈内静脉到达心脏或其他器官。不存在胃肠道吸收时的首过消除作用，也不存在药物被胃酸或消化酶破坏的危险，因而具有药物吸收迅速，生物利用度高的特点（A 排除）。给药时将药片置于舌下，任其自然溶解（B 排除），不可嚼碎（D 排除），不要将药片吞服（C 排除）；不要放在舌的上面（舌上给药）。冠心病病人舌下给药时，最宜取半卧位，因为半卧位时，可使回心血量减少，减轻心脏负担，使心肌供氧相对满足自身需要，从而缓解心绞痛（E 排除）。

答案：D

（67～69 题共用备选答案）

A. 清洁、消炎

B. 润肤、软化痂皮、保护

C. 保护、收敛

D. 保护、消炎、润肤、止痒

E. 消炎、止痒、杀菌

67. 外用溶液具有的作用是

68. 软膏制剂具有的作用是

69. 搽剂具有的作用是

考点：基础护理学–给药–局部给药

解析：(1) 外用溶液有清洁、消炎的作用。主要用于急性皮炎伴大量渗液或继发感染时。一般用湿敷法。(2) 软膏由药物加凡士林或羊毛脂配制而成，具有润肤、软化痂皮、保护的作用。主要用于慢性皮炎、过度角化及溃疡等。此法不宜用于急性或亚急性伴急性渗出、糜烂时。(3) 搽剂由药物溶解于乙醇制成，具有消炎、止痒、杀菌等作用。

答案：A；B；E

第十四章　静脉输液与输血

1. 中分子右旋糖酐的主要作用是

A. 提高血浆胶体渗透压

B. 补充蛋白质，改善循环

C. 供给热能，保持酸碱平衡　　D. 补充营养和水分，减轻水肿
E. 降低血液黏稠度，改善微循环
考点：基础护理学–静脉输液与输血–静脉输液
解析：主要考查胶体溶液的作用，提高血浆胶体渗透压是中分子右旋糖酐的主要作用。因此A为正确答案。而低分子右旋糖酐主要是有降低血液黏稠度，改善微循环和抗血栓形成的作用。
答案：A

2. 使用时需要观察尿量的药物是
A. 硫酸镁注射液　　B. 西地兰　　C. 20%甘露醇　　D. 阿托品
E. 5%碳酸氢钠
考点：基础护理学–静脉输液与输血–静脉输液
解析：结合选项，能引起尿量变化的药物只有20%甘露醇，因甘露醇有利尿脱水的作用。
答案：C

3. 具有降低血液黏稠度，改善微循环作用的药物是
A. 低分子右旋糖酐　　B. 10%葡萄糖　　C. 白蛋白　　D. 水解蛋白
E. 中分子右旋糖酐
考点：基础护理学–静脉输液与输血–静脉输液
解析：可以降低血液黏稠度，改善微循环和抗血栓形成的为低分子右旋糖酐。10%葡萄糖作用为供给水分和热量；白蛋白可维持机体胶体渗透压；水解蛋白利于补充蛋白质，纠正低蛋白血症，促进组织修复；中分子右旋糖酐，可扩充血容量。
答案：A

4. 用于改善微循环的胶体溶液是
A. 中分子右旋糖酐　　B. 代血浆
C. 5%葡萄糖盐水　　D. 低分子右旋糖酐
E. 浓缩清蛋白注射液
考点：基础护理学–静脉输液与输血–静脉输液
解析：可用于改善微循环的是低分子右旋糖酐。中分子右旋糖酐的作用为扩充血容量。
答案：D

5. 小儿头皮静脉穿刺如果误入动脉，局部可表现为
A. 无大变化　　B. 充血、发绀　　C. 条索状红线　　D. 苍白、水肿
E. 呈树枝分布状苍白
考点：基础护理学–静脉输液与输血–静脉输液
解析：小儿头皮静脉穿刺误入动脉，阻力大，局部血管树枝状突起，颜色苍白，患儿疼痛，尖叫。
答案：E

6. 患者，男，72岁。因胃癌晚期，不能进食，需经静脉供给高营养以维持生命，采用颈外静脉穿刺法输液，其穿刺部位为下颌角与锁骨上缘中点连线的

A. 上1/3处　B. 中1/3处　C. 下1/3处　D. 上2/5处

E. 下2/5处

考点：基础护理学–静脉输液与输血–静脉输液

解析：颈外静脉穿刺部位为下颌角与锁骨上缘中点连线的上1/3处。

答案：A

（7～8题共用题干）

患者男，27岁。急性细菌性肠炎1天未进食，医嘱静脉输液：5%葡萄糖注射液1000 ml、0.9%氯化钠注射液500 ml、抗生素、$VitB_6$、VitC、KCl。

7. 该患者静脉输液的最主要目的是

A. 治疗与补充血容量　B. 治疗与纠正酸中毒

C. 治疗与补充水分、电解质　D. 补充血容量与纠正渗透压

E. 供给热量与补充电解质

考点：基础护理学–静脉输液与输血–静脉输液

解析：患者急性细菌性肠炎，1天未进食，遵医嘱输入主要液体为抗生素（治疗），葡萄糖、生理盐水，维生素及钾剂（水分及电解质），因此选择C选项。

答案：C

8. 输液的注意事项中，不正确的是

A. 墨菲管液面过高，拔出液体瓶内针头降液面

B. 墨菲管内液面保持1/2～2/3满

C. KCl输入出现疼痛时减慢滴速

D. 更换液体时严格无菌操作

E. 按照先盐后糖的顺序

考点：基础护理学–静脉输液与输血–静脉输液

解析：墨菲管内液面过高时，可将输液瓶取下，倾斜瓶身，使瓶内针头露出液面，待溶液缓慢流下至滴管露出液面时，再将输液瓶挂回输液架上。其余选项内容均正确。

答案：A

（9～10题共用题干）

患者男，32岁。在输液过程中突然出现呼吸困难，气促，咳粉红色泡沫样痰，两肺可闻及湿啰音。

9. 可能出现的输液反应是

A. 肺栓塞　B. 肺气肿　C. 肺水肿　D. 肺不张

E. 支气管哮喘

考点：基础护理学–静脉输液与输血–静脉输液

解析：患者输液过程中突然出现咳粉红色泡沫样痰（题眼），呼吸困难，气促，考虑最可能出现的输液反应是急性肺水肿。

答案：C

10. 给予的护理措施中不正确的是

A. 立即为病人安置左侧卧位
B. 安慰安人，减轻紧张、恐惧心理
C. 高流量吸氧
D. 遵医嘱给予镇静药物
E. 必要时四肢轮流结扎

考点：基础护理学–静脉输液与输血–静脉输液

解析：患者出现急性肺水肿时，应停止输液，及时与医生联系，积极配合抢救。若病情允许，给予端坐位，两腿下垂（A 错误），以减少静脉回流，减轻心脏负担。给予患者高浓度酒精吸氧。选用镇静、平喘、强心、利尿、扩血管药物。必要时四肢轮扎，以阻断静脉血流。

答案：A

11. 输液中发生肺水肿时吸氧需用 20%～30%的乙醇湿化，其目的是

A. 使患者呼吸道湿化
B. 消毒吸入的氧气
C. 使痰液易咳出
D. 降低肺泡表面张力
E. 降低肺泡内泡沫表面的张力

考点：基础护理学–静脉输液与输血–静脉输液

解析：肺水肿 20%～30%的乙醇湿化吸氧的目的是降低肺泡内泡沫表面的张力，使泡沫破裂消散，从而改善肺部气体交换，迅速缓解缺氧症状。

答案：E

（12～13 题共用题干）

女性，66 岁，因肺炎住院，既往有慢性肺源性心脏病病史，输液过程中突然出现呼吸困难、气促、咳嗽、咳出粉红色泡沫样痰。

12. 病人发生的情况是

A. 急性肺水肿
B. 右心衰竭
C. 肺气肿
D. 支气管哮喘
E. 肺不张

考点：基础护理学–静脉输液与输血–静脉输液

解析：根据病人既往有肺炎、心脏病病史及病人在输液过程中出现咳粉红色泡沫样痰、呼吸困难等临床表现，可判断病人为急性肺水肿，可能由于急性心脏容量负荷过重引起。

答案：A

13. 下列急救措施中正确的是

A. 继续输液
B. 给予强心剂
C. 给予血管收缩药
D. 10%乙醇湿化吸氧
E. 采取左侧卧位和头低足高位

考点：基础护理学–静脉输液与输血–静脉输液

解析：急性肺水肿病人应采取的措施有：停止输液、端坐并两腿下垂、吸氧（20%～30%乙醇湿化）、强心利尿、扩血管等，B选项正确。

答案：B

14. 静脉输液发生肺水肿，应立即停止输液，其后给予的最简便措施是

A. 呼吸机加压给氧
B. 及时与医生联系
C. 四肢轮流用止血带结扎
D. 使病人取端坐位两腿下垂
E. 静脉缓慢推注强心剂

考点：基础护理学–静脉输液与输血–静脉输液

解析：结合选项，急性肺水肿病人停止输液后，最简便的措施就是患者采取端坐位，两腿下垂，以减少静脉回流，减轻心脏负担。

答案：D

15. 静脉输液发生空气栓塞时，造成患者死亡的原因是空气阻塞了

A. 肺动脉入口
B. 肺静脉入口
C. 主动脉入口
D. 上腔静脉入口
E. 下腔静脉入口

考点：基础护理学–静脉输液与输血–静脉输液

解析：空气栓塞时，空气阻塞肺动脉入口。

答案：A

16. 下列不属于输液反应的是

A. 静脉炎
B. 循环负荷过重反应
C. 溶血反应
D. 发热反应
E. 空气栓塞

考点：基础护理学–静脉输液与输血–静脉输液

解析：溶血反应属于输血时发生的不良反应。

答案：C

17. 库存血在4 ℃的环境内可保存

A. 24 h
B. 48 h
C. 72 h
D. 1周
E. 2～3周

考点：基础护理学–静脉输液与输血–静脉输血

解析：库存血4 ℃保存，有效期2～3周。

答案：E

（18～19题共用备选答案）

A. 浓集红细胞
B. 洗涤红细胞
C. 红细胞悬液
D. 白细胞浓缩悬液

E. 血小板浓缩悬液

18. 免疫性溶血性贫血患者适宜输入的成分血是

19. 适用于战地急救的成分血是

考点： 基础护理学–静脉输液与输血–静脉输血

解析：（1）免疫性溶血性贫血患者适宜输入的成分血是洗涤红细胞。（2）红细胞悬液是用于战地急救的成分血，由提取血浆后的红细胞加入等量红细胞保养液制成。

答案： B；C

20. 一氧化碳中毒病人需输注的血液制品是

A. 浓缩红细胞　　B. 洗涤红细胞

C. 白细胞浓缩悬液　　D. 血小板浓缩悬液

E. 纤维蛋白原

考点： 基础护理学–静脉输液与输血–静脉输血

解析： 一氧化碳中毒病人因碳氧血红蛋白携氧能力差，需输入的血液制品是浓缩红细胞。

答案： A

21. 叶先生，26 岁，因患白血病住院治疗，为增加其机体抵抗力，可给予输入的血液制品是

A. 洗涤红细胞　　B. 白细胞浓缩悬液

C. 血小板浓缩悬液　　D. 库存血

E. 新鲜血

考点： 基础护理学–静脉输液与输血–静脉输血

解析： 患者白血病，应输入白细胞浓缩悬液。白细胞浓缩悬液是新鲜全血经离心后取其白膜层的白细胞，用于粒细胞缺乏伴严重感染的病人，因此 B 为正确答案。

答案： B

22. 大量输注库存血时要防止发生

A. 碱中毒和低血钾　　B. 碱中毒和高血钾

C. 低血钾和低血钠　　D. 酸中毒和低血钾

E. 酸中毒和高血钾

考点： 基础护理学–静脉输液与输血–静脉输血

解析： 库存血虽含有血液的各种成分，但白细胞、血小板、凝血酶原等成分破坏较多，钾离子含量增多，酸性增高，因此大量输注时可引起酸中毒和高血钾。

答案： E

（23～24 题共用题干）

患者男，32 岁。白血病，血红蛋白 50 g/L，胸痛伴全身软弱无力，皮肤、黏膜、指甲苍白。

23. 为该患者输血的主要原因是

A. 大出血　B. 贫血　C. 严重感染　D. 低蛋白血症

E. 凝血功能异常

考点：基础护理学–静脉输液与输血–静脉输血

解析：题干中血红蛋白 50 g/L（成年男性正常值：120～160 g/L），且出现了其他贫血表现，结合患者白血病有贫血表现，可知为该患者输血的主要原因是贫血。

答案：B

24. 护士为患者输血时，错误的操作是

A. 严格执行“三查八对”　B. 护士操作时戴上手套

C. 输血前先输入少量生理盐水　D. 为达到治疗效果，开始时速度宜快

E. 两袋血之间输入少量生理盐水

考点：基础护理学–静脉输液与输血–静脉输血

解析：排除法。静脉输血前、两袋血之间、输血后均应输入少量生理盐水（C、E 排除）。滴速开始宜慢，约 20 滴/分，10 分钟后无不良反应可调整至 40～60 滴/分（D 错误）。

答案：D

25. 直接输新鲜血 100 ml 需加入 3.8%枸橼酸钾溶液的量是

A. 5 ml　B. 10 ml　C. 15 ml　D. 20 ml

E. 25 ml

考点：基础护理学–静脉输液与输血–静脉输血

解析：直接输血时，一般每 50 ml 血中加 3.8%枸橼酸钠溶液 5 ml，因此 100 ml 新鲜血需加 10 ml 3.8%枸橼酸钾。

答案：B

26. 关于预防输血过敏反应的叙述，错误的是

A. 勿选用有过敏史的献血员　B. 献血员献血前宜食用清淡饮食

C. 有过敏史的患者输血前给予抗过敏药物　D. 献血员献血前宜少量食用糖水

E. 献血前 8 小时不宜进高蛋白质和高脂肪食

考点：基础护理学–静脉输液与输血–静脉输血

解析：预防输血过敏反应的措施主要包括：1. 正确管理血液和血制品；2. 选用无过敏史的供血者（A 排除）；3. 供血者在采血前 4 h 内不宜吃高蛋白质和高脂肪的食物（E 错误），宜用清淡饮食或饮糖水（B、D 排除），以免血中有致敏物质。4. 对有过敏史的患者，输血前根据医嘱给予抗过敏药（C 排除）。

答案：E

27. 发生溶血反应时，患者出现黄疸和血红蛋白尿的机理是

A. 红细胞凝集成团，阻塞部分小血管

B. 血红蛋白进入肾小管

C. 凝集的红细胞溶解，大量血红蛋白散布到血浆中

D. 血红蛋白遇酸性物质变成结晶体，阻塞肾小管

E. 肾小管内皮细胞坏死脱落，阻塞肾小管

考点：基础护理学–静脉输液与输血–静脉输血

解析：溶血反应时，出现黄疸和血红蛋白尿是由于红细胞发生溶解，大量血红蛋白散布到血浆中，出现黄疸和血红蛋白尿（酱油色），同时伴有寒战、发热、呼吸困难、血压下降。溶血反应的机制为：初期由于红细胞凝结成团，阻塞部分小血管，病人出现头胀痛、四肢麻木、腰背部剧烈疼痛和胸闷等表现。继而由于凝结的红细胞发生溶解，大量血红蛋白释放进入血浆，病人出现黄疸和血红蛋白尿，同时伴有寒战、高热、呼吸急促和血压下降等症状。后期一方面由于大量溶解的血红蛋白从血浆进入肾小管，遇酸性物质变成结晶体，使肾小管阻塞；另一方面抗原和抗体的相互作用，又引起肾小管内皮缺血、缺氧而坏死脱落，致使肾小管阻塞，病人出现少尿、无尿等急性肾衰竭症状，严重者可导致死亡。

答案：C

28. 溶血反应发生时，护士首先应

A. 通知医生　　B. 立即停止输血

C. 测量血压及尿量　　D. 皮下注射肾上腺素

E. 静脉滴注4%碳酸氢钠

考点：基础护理学–静脉输液与输血–静脉输血

解析：本题考查的是溶血反应的护理措施。溶血反应发生时，首先应采取的措施是立即停止输血，并保留余血，再给予其他处理措施，因此B为正确答案。

答案：B

（29～31题共用题干）

病人吴某，输血过程中出现头胀、四肢麻木、腰背部剧痛、呼吸急促、血压下降、黄疸等症状。

29. 该病人因输血发生了

A. 发热反应　　B. 过敏反应　　C. 溶血反应　　D. 急性肺水肿

E. 枸橼酸钠中毒反应

考点：基础护理学–静脉输液与输血–静脉输血

解析：病人在输血过程中出现头胀、四肢麻木、腰背部剧痛、呼吸急促、血压下降、黄疸等症状，考虑为血管内凝血。出现上述症状是因为红细胞凝聚，小血管堵塞；黄疸是红细胞溶解造成的。

答案：C

30. 病人尿液中可含有

A. 红细胞　　B. 淋巴液　　C. 大量白细胞　　D. 胆红素

E. 血红蛋白

考点：基础护理学–静脉输液与输血–静脉输血

解析：溶血病人的尿液中可含有血红蛋白，由于凝聚的红细胞溶解，会有大量血红蛋白释放到血浆中，从而进入尿液，出现酱油色尿。

答案：E

31. 护士可给病人应用热水袋，放置于

A. 足底　　B. 腹部　　C. 腰部　　D. 背部

E. 腋窝处

考点：基础护理学–静脉输液与输血–静脉输血

解析：溶血反应病人可热敷双侧肾区，解除肾血管痉挛，保护肾脏。

答案：C

32. 输血引起枸橼酸钠中毒反应的表现是

A. 寒战、发热、恶心、呕吐　　B. 四肢麻木、腰背剧痛、胸闷

C. 手足抽搐、心率缓慢、出血倾向　　D. 呼吸困难、咳粉红色泡沫样痰

E. 血管神经性水肿伴呼吸困难

考点：基础护理学–静脉输液与输血–静脉输血

解析：主要考查大量输血反应后的临床表现。输血引起枸橼酸钠中毒反应的表现为手足抽搐、出血倾向、血压下降、心率缓慢，心室颤动，甚至发生心脏停搏，因此 C 为正确答案。

答案：C

33. 患者男，44 岁。因食入烙饼致食管静脉破裂出血约 1000 ml，输入大量库存血后，出现心率缓慢、手足搐搦，血压下降、伤口渗血。出现以上症状的有关因素是

A. 血钾升高　　B. 血钾降低　　C. 血钙升高　　D. 血钙降低

E. 血钠降低

考点：基础护理学–静脉输液与输血–静脉输血

解析：大量输入库存血后，出现心率缓慢、手足搐搦，血压下降、伤口渗血，考虑为枸橼酸钠中毒，是由于大量输血随之输入大量枸橼酸钠，枸橼酸钠尚未氧化即和血中游离钙结合而使血钙下降所致。

答案：D

（34～35 题共用备选答案）

A. 复方氯化钠溶液　　B. 5%碳酸氢钠溶液

C. 0.9%氯化钠溶液　　D. 11.2%乳酸钠溶液

E. 10%葡萄糖酸钙溶液

34. 在输血前、后，为防止不良反应发生，应静脉输入的溶液是

35. 为预防枸橼酸钠中毒反应发生，每输入 1000 ml 库存血，应按医嘱静脉注射的液体

是

考点： 基础护理学–静脉输液与输血–静脉输血

解析：（1）在输血前、后及两袋血之间静脉输入0.9%氯化钠溶液可防止不良反应发生。（2）为预防枸橼酸钠中毒反应发生，每输入1000 ml库存血，应按医嘱静脉注射10%葡萄糖酸钙溶液10 ml。

答案： C；E

第十五章　冷、热疗法

1. 冷、热疗法如需反复使用，为防止继发效应，中间应间隔

A. 20 min　B. 30 min　C. 45 min　D. 1 h
E. 3 h

考点： 基础护理学–冷、热疗法–概述

解析： 冷热疗法如需反复使用，中间必须给予1小时的休息时间，让组织有一个复原的过程，防止发生继发效应。

答案： D

2. 患者女，25 岁。肌腱炎，给予湿热敷。患者开始感觉敷布非常热，敷布温度降低后被及时更换。以同样的温度再接触到患部时，患者又不觉得敷布很热。这是由于机体发生了

A. 心理适应　B. 社会适应　C. 技术适应　D. 生理适应
E. 病理适应

考点： 基础护理学–冷、热疗法–概述

解析： 结合题干信息，患者在给予湿热敷后，对于同样温度的敷布敏感性降低，是由于机体发生了生理适应。

答案： D

3. 面部危险三角区感染时禁用热疗的主要原因是

A. 热疗可促进血液循环，加重皮下出血、肿胀和疼痛
B. 热疗可导致细菌入血，使炎症扩散，造成颅内感染
C. 受伤范围小，热疗不方便、效果差
D. 局部皮肤敏感性差，容易烫伤
E. 缓解疼痛后，会掩盖病情，延误诊断和治疗

考点： 基础护理学–冷、热疗法–热疗法的应用

解析： 面部危险三角区感染时，因用热后血流加快，细菌及毒素进入循环，促进炎症扩散，造成颅内感染。

答案： B

4. 关于热疗的应用目的，叙述正确的是
   A. 促进浅表炎症消散和局限
   B. 抑制炎症的扩散
   C. 减轻局部充血或出血
   D. 传导发散体内的热
   E. 提高痛觉神经的兴奋性

   考点：基础护理学–冷、热疗法–热疗法的应用

   解析：热疗的目的：（1）促进炎症消散和局限（A正确）：热疗使局部血管扩张，血液循环速度加快，促进组织中毒素、废物的排出（也意味着可能促进炎症的扩散，B错误）；血量增多，白细胞数量增多，吞噬能力增强和新陈代谢增加，营养状态改善使机体局部或全身的抵抗力和修复力增强。（2）减轻疼痛：热疗既可降低痛觉神经兴奋性（E错误），又可改善血液循环，加速致痛物质排出和炎性渗出物吸收，解除对神经末梢的刺激和压迫，因而减轻疼痛。同时热疗可使肌肉松弛，增强结缔组织伸展性，增加关节的活动范围，减轻肌肉痉挛、僵硬及关节强直所致疼痛。（3）减轻深部组织的充血（C错误）。（4）保暖与舒适：热疗可使局部血管扩张，促进血液循环，将热带至全身（并非发散，D错误），使体温升高，病人感到舒适。

   答案：A

5. 患者女，78岁。因腹泻待查收入院。患者四肢冰冷，护士用热水袋进行保暖。正确的操作措施是
   A. 热水袋灌入水至1/2～2/3满
   B. 调节热水袋水温至60 ℃～70 ℃
   C. 热水袋放置时，袋口朝向身体内侧
   D. 使用时将热水袋与患者皮肤直接接触
   E. 使用过程中发现皮肤潮红、疼痛，应暂停10分钟后使用

   考点：基础护理学–冷、热疗法–热疗法的应用

   解析：使用热水袋时，将热水袋灌水至1/2～2/3满（A正确）；热水袋水温一般为60 ℃～70 ℃，婴幼儿、老年人、昏迷、感觉迟钝、循环不良等病人，热水袋的水温应＜50 ℃，该患者为老年患者，水温应小于50 ℃（B错误）；热水袋放置时，袋口应朝向身体外侧，以防烫伤（C错误）；热水袋应用大毛巾包裹，以免直接接触病人的皮肤引起烫伤（D错误）；使用过程中发现皮肤潮红、疼痛时，应立即停止使用，并在局部涂凡士林（E错误）。

   答案：A

6. 婴幼儿使用热水袋的水温应低于
   A. 45 ℃　B. 50 ℃　C. 55 ℃　D. 60 ℃
   E. 65 ℃

   考点：基础护理学–冷、热疗法–热疗法的应用

   解析：婴幼儿、老年人、昏迷、感觉迟钝、循环不良等病人，热水袋的水温应＜50 ℃。

   答案：B

7. 禁用热水坐浴的疾病是
   A. 盆腔感染性炎症
   B. 内痔手术后

C. 会阴疾患 D. 外阴部充血

E. 肛裂感染

考点： 基础护理学–冷、热疗法–热疗法的应用

解析： 盆腔急性炎症不宜坐浴，以免导致炎症扩散，加重感染。月经期、妊娠后期、产后2周内、阴道出血、盆腔急性炎症不宜坐浴。

答案： A

8. 女性，20岁，踝关节扭伤12 h，经检查局部肿胀、疼痛明显，需进行冷敷，其目的是

A. 减轻深部组织充血 B. 促进炎症局限

C. 减轻局部出血、疼痛 D. 使局部血管扩张减轻充血

E. 促进末梢循环

考点： 基础护理学–冷、热疗法–冷疗法的应用

解析： 软组织损伤早期使用冷敷的目的主要是减轻局部充血和出血。

答案： C

9. 患者女，19岁。爬山时左踝部扭伤，导致局部肿胀、疼痛，立即来医院就诊，正确的处理措施是

A. 按摩患处 B. 热湿敷

C. 局部用冰块冷敷 D. 局部用热水袋热敷

E. 用红外线烤灯照射

考点： 基础护理学–冷、热疗法–冷疗法的应用

解析： 患者软组织损伤后早期的处理应为冷敷，冷敷可减轻局部充血和出血，用于软组织损伤早期，禁用热敷（B、D、E错误）。此外，局部按摩可能加重局部出血，A错误。

答案： C

10. 属于冷疗禁忌证的是

A. 牙痛 B. 鼻出血

C. 全身微循环障碍 D. 扁桃体摘除术后

E. 软组织扭伤初期

考点： 基础护理学–冷、热疗法–冷疗法的应用

解析： 冷疗禁忌证：血液循环障碍，慢性炎症或深部化脓病灶、对冷过敏者；禁用冷疗的部位：枕后、耳郭、阴囊处、心前区、腹部、足底等。

答案： C

11. 患者，男，18岁。因“急性肺炎”入院。患者神志清楚，咳嗽、咳痰，体温39.5 ℃。医嘱：乙醇拭浴。乙醇拭浴时，冰袋不宜放置在患者的

A. 头部 B. 腋下 C. 腹股沟 D. 手心

E. 足底

考点： 基础护理学–冷、热疗法–冷疗法的应用

解析：冰袋禁用于足底以防反射性末梢血管收缩而影响散热，还可引起一过性冠状动脉收缩。冷疗的禁忌部位包括：枕后、耳郭、阴囊处、心前区、腹部、足底。

答案：E

12. 使用冰帽物理降温，肛温不得低于

A. 37 ℃　B. 36 ℃　C. 35 ℃　D. 33 ℃

E. 30 ℃

考点：基础护理学–冷、热疗法–冷疗法的应用

解析：使用冰帽物理降温，维持肛温在 33 ℃左右，不得低于 30 ℃，以防心房纤颤、心室纤颤及房室传导阻滞等。

答案：E

13. 为防止脑水肿，用冰槽降温时患者的肛温维持在

A. 25 ℃　B. 28 ℃　C. 30 ℃　D. 33 ℃

E. 35 ℃

考点：基础护理学–冷、热疗法–冷疗法的应用

解析：冰槽降温时每半小时测量生命体征一次，观察患者体温、心率变化，维持肛温在 33 ℃，不宜低于 30 ℃，以防心房、心室纤颤及房室传导阻滞。

答案：D

（14～16 题共用题干）

患者男，32 岁。因脑外伤入院，神志不清。查体：体温 39.8 ℃，脉搏 65 次/分，呼吸 16 次/分，血压 160/90 mmHg，医嘱给予降温，静脉滴注甘露醇。

14. 此时最主要的降温方式是

A. 乙醇拭浴　B. 温水拭浴　C. 腋窝置冰袋　D. 头部戴冰帽

E. 腹股沟置冰袋

考点：基础护理学–冷、热疗法–冷疗法的应用

解析：患者脑外伤，体温 39.8 ℃，脉搏快，血压高，呼吸慢，提示颅内压增高，为了减轻脑水肿，最主要的降温方式是冰帽降温，以降低脑细胞脑损害。

答案：D

15. 此时降温的主要目的是

A. 减轻充血　B. 减轻出血　C. 减轻脑水肿　D. 促进炎症局限

E. 加速神经冲动传导

考点：基础护理学–冷、热疗法–冷疗法的应用

解析：患者脉搏快，血压高，呼吸慢，提示颅内压增高，因此冰帽降温的主要目的是减轻脑水肿。

答案：C

16. 为患者降温时应注意将肛温维持在

A. 33 ℃左右　　B. 34 ℃左右　　C. 35 ℃左右　　D. 35.5 ℃左右

E. 36 ℃左右

考点：基础护理学–冷、热疗法–冷疗法的应用

解析：在冰帽降温过程中，应每 30 min 测量体温一次，维持肛温在 33 ℃左右，不宜低于 30 ℃，以防心室纤颤等并发症出现。

答案：A

17. 禁忌乙醇擦拭的部位是

A. 颈前颌下　　B. 腋窝　　C. 腹股沟　　D. 肘窝

E. 足底

考点：基础护理学–冷、热疗法–冷疗法的应用

解析：冷疗法的禁忌部位及用冷后果如下表：

禁忌部位	用冷后果
枕后、耳郭、阴囊处	冻伤
心前区	心率减慢、心律不齐
腹部	腹泻
足底（E 正确）	反射性引起末梢血管收缩，影响散热；一过性的冠状动脉收缩

答案：E

18. 乙醇擦浴时所用乙醇的浓度为

A. 55%～65%　　B. 45%～55%

C. 40%～45%　　D. 35%～40%

E. 25%～35%

考点：基础护理学–冷、热疗法–冷疗法的应用

解析：乙醇擦浴所用乙醇浓度为 25%～35%，量为 200～300 ml。

答案：E

19. 高热病人体温达 39.8 ℃，为其降温时最佳的措施是

A. 头部置冰帽　　B. 乙醇擦浴

C. 腋下及腹股沟置冰袋　　D. 头部冷湿敷

E. 头部用冰帽

考点：基础护理学–冷、热疗法–冷疗法的应用

解析：体温达 39.8 ℃的病人应给予乙醇擦浴。方法为擦浴时冰袋置头部，热水袋置足底，以离心方向擦浴，擦浴后 30 分钟测量体温，若低于 39 ℃，取下头部冰袋。

答案：B

20. 乙醇拭浴时，禁忌擦拭的部位有

A. 头部、四肢
B. 手掌、肘窝
C. 腋窝、腹股沟
D. 前胸、腹部
E. 腰背部

考点：基础护理学–冷、热疗法–冷疗法的应用

解析：乙醇拭浴禁忌擦拭的部位是后颈部、心前区、腹部、足底。因后颈部易引起冻伤，心前区可引起反射性心率减慢，腹部可引起腹泻，足底可反射性引起末梢血管收缩，影响散热，还可引起一过性冠状动脉收缩。腋窝、腹股沟、腘窝等处可延长擦拭时间，以促进散热。因此正确答案是D。

答案：D

第十六章 病情观察

1. 在给肝功能不全的病人做特殊口腔护理时发现病人出现肝臭味，提示

A. 肝功能逐渐好转
B. 病人出现消化不良
C. 病情无变化
D. 肝昏迷前兆
E. 合并其他腹腔疾病

考点：基础护理学–病情观察–概述

解析：在观察病人病情时，可通过嗅诊来了解病人的病情，肝臭味表明肝脏功能受到严重损害，是肝昏迷的前兆。

答案：D

2. 不属于人体散热主要方式的是

A. 蒸发
B. 辐射
C. 对流
D. 传导
E. 呼吸

考点：基础护理学–病情观察–病情观察的内容

解析：散热方式有辐射散热、传导散热、对流散热和蒸发散热。

答案：E

3. 高热病人行乙醇拭浴时，其散热方式是

A. 辐射
B. 对流
C. 蒸发
D. 传导
E. 接触

考点：基础护理学–病情观察–病情观察的内容

解析：乙醇拭浴利用乙醇的易挥发性而带走热量的原理来降温，所以是蒸发。

人体散热方式如下：

辐射散热	由一个物体表面通过电磁波的形式传至另一个与它不接触物体表面的一种方式，是主要的散热形式 皮肤与环境间的温度差：一般体表温度高于环境温度时，两者温差越大，辐射散热量越多；机体有效辐射面积：有效辐射面积越大，散热就越多
传导散热	机体的热量直接传给同它接触的温度较低的物体 传导散热量取决于所接触物体的导热性能。由于水的导热性能好，临床上采用冰袋、冰帽、温（凉）水湿敷为高热病人物理降温，就是利用传导散热的原理
对流散热	通过气体或液体的流动来交换热量的一种散热方式 对流散热量受气体或液体流动速度的影响，它们之间呈正比关系
蒸发散热	水分由液态转变为气态，同时带走大量热量

答案：C

（4～6 题共用题干）

患者男，22 岁。近日来感觉身体极度不适，伴发热，入院治疗。入院当日体温最高时达 39.4 ℃，最低时为 37.6 ℃。

4. 此种发热的热型为

A. 稽留热　　B. 弛张热　　C. 间歇热　　D. 回归热

E. 不规则热

考点：基础护理学–病情观察–病情观察的内容

解析：患者体温最高时达 39.4 ℃，最低时为 37.6 ℃，24 小时温差大于 1 ℃，且最低温也高于正常，发热的热型为弛张热。

答案：B

5. 该热型常见的疾病是

A. 肺炎球菌性肺炎　　B. 伤寒　　C. 癌症　　D. 疟疾

E. 风湿热

考点：基础护理学–病情观察–病情观察的内容

解析：弛张热常见于败血症、风湿热、化脓性炎症，恶性组织细胞病等。

答案：E

6. 护理该患者，护士为其测量体温的间隔时间是

A. 2 h　　B. 4 h　　C. 6 h　　D. 8 h

E. 12 h

考点：基础护理学–病情观察–病情观察的内容

解析：患者体温高达 39.4 ℃，属于高热，对高热患者应每 4 h 测量一次体温，待体温恢复正常后 3 d，改为每日测量 1～2 次。

答案：B

7. 脉搏短绌常见于

A. 甲状腺功能亢进的病人　　B. 甲状腺功能减退的病人
C. 主动脉狭窄的病人　　D. 主动脉瓣关闭不全的病人
E. 心房纤维性颤动的病人

考点：基础护理学–病情观察–病情观察的内容

解析：脉搏短绌是指在单位时间内脉搏率少于心率，快慢不一，强弱不等，极不规则。常见于心房纤维颤动的患者，故正确答案是E。

答案：E

8. 患者男，36岁，因脑外伤急诊入院已3天，病人呈昏睡状态，可以唤醒随即又入睡，可以回答问题但有时不正确，病人的意识状态是

A. 浅昏迷　　B. 昏睡　　C. 嗜睡　　D. 意识模糊
E. 谵妄

考点：基础护理学–病情观察–病情观察的内容

解析：病人呈昏睡状态，可以唤醒，随即入睡，醒后回答问题含糊，属意识模糊。

意识障碍的分类

分类		临床表现
嗜睡		最轻度的意识障碍。病人处于持续睡眠状态，能被言语或轻度刺激唤醒，醒后能正确、简单而缓慢地回答问题，反应迟钝，刺激去除后又很快入睡
意识模糊		程度较嗜睡深。思维和语言不连贯，对时间、地点、人物的定向力完全或部分发生障碍，有错觉、幻觉、躁动不安、谵语或精神错乱
昏睡		处于熟睡状态，不易唤醒。压迫眶上神经、摇动身体等强刺激可被唤醒，醒后答话含糊或答非所问，停止刺激后即又进入熟睡状态
昏迷（最严重的意识障碍）	浅昏迷	意识大部分丧失，无自主运动，对声、光刺激无反应，对疼痛刺激（如压迫眶上缘）可有痛苦表情及躲避反应。瞳孔对光反射、角膜反射、眼球运动、吞咽反射、咳嗽反射等可存在。呼吸、心跳、血压无明显改变，可有大小便失禁或潴留
	深昏迷	意识完全丧失，对各种刺激均无反应。全身肌肉松弛，肢体呈弛缓状态，深浅反射均消失，偶有深反射亢进及病理反射出现。机体仅能维持循环与呼吸的最基本功能，呼吸不规则，血压可下降，大小便失禁或潴留

答案：D

（9～10题共用题干）

患者女，因脑挫裂伤入院2天，呈持续睡眠状态，可被唤醒，能够简单回答问题，但反应迟钝，随后又很快入睡。

9. 该患者的意识障碍程度应为

A. 嗜睡　　B. 意识模糊　　C. 昏睡　　D. 浅昏迷
E. 深昏迷

考点：基础护理学–病情观察–病情观察的内容

解析：患者处于持续睡眠状态，可被唤醒，能够简单回答问题，随后又很快入睡，可判

断该患者的意识障碍程度为嗜睡。

答案： A

10. 该患者重点观察的内容是

A. 体温　　B. 脉搏　　C. 呼吸　　D. 血压

E. 神志

考点： 基础护理学–病情观察–病情观察的内容

解析： 患者脑挫裂伤入院，处于嗜睡状态，因此需要重点观察的是神志，尽早发现意识变化。

答案： E

11. 男性，36 岁，因脑震荡急诊入院已 3 天，病人呈睡眠状态，可以唤醒，可以回答问题但有时不正确，很快又入睡，请判断病人的意识状态是

A. 浅昏迷　　B. 昏睡　　C. 嗜睡　　D. 意识模糊

E. 谵妄

考点： 基础护理学–病情观察–病情观察的内容

解析： 病人呈睡眠状态、可唤醒并回答问题，但有时不正确是意识模糊的表现。

答案： D

12. 深昏迷病人不能将痰液咳出的主要原因是

A. 咳嗽反射迟钝　　B. 咳嗽反射消失　　C. 吞咽反射消失　　D. 痰液较稀薄

E. 咳嗽较无力

考点： 基础护理学–病情观察–病情观察的内容

解析： 深昏迷病人，意识完全丧失，对各种刺激均无反应，深浅反射均消失，不能将痰液咳出的主要原因是咳嗽反射消失。

答案： B

13. 下列意识障碍中，属最轻度的是

A. 烦躁　　B. 昏睡　　C. 嗜睡　　D. 浅昏迷

E. 意识模糊

考点： 基础护理学–病情观察–病情观察的内容

解析： 意识障碍分为嗜睡、意识模糊、昏睡、昏迷。嗜睡是最轻度的意识障碍。

答案： C

14. 用格拉斯哥昏迷评分量表测定意识障碍程度，轻度意识障碍评分是

A. ＜15 分　　B. 12～14 分　　C. 9～11 分　　D. 3～8 分

E. ＜3 分

考点： 基础护理学–病情观察–病情观察的内容

解析： GCS 量表总分范围为 3～15 分，15 分表示正常。轻度意识障碍：12～14 分，中

度意识障碍：9～11分，重度意识障碍：3～8分。

答案：B

15. 属于格拉斯哥昏迷评分量表（glasgow coma scale，GCS）的项目是

A. 呼吸强弱　B. 语言反应　C. 血压情况　D. 体温情况

E. 皮肤反应

考点：基础护理学–病情观察–病情观察的内容

解析：格拉斯哥昏迷评分量表包括睁眼反应、语言反应、运动反应3个项目。

答案：B

16. 正常人瞳孔直径为

A. 1～2 mm　B. 2～3 mm　C. 3～4 mm　D. 4～5 mm

E. 5 mm以上

考点：基础护理学–病情观察–病情观察的内容

解析：正常人两侧瞳孔等大、等圆，自然光线下成人瞳孔直径一般为3～4 mm，边缘整齐。

答案：C

17. 瞳孔散大的标准是瞳孔直径

A. ＜2 mm　B. 2～3 mm　C. 3～4 mm　D. 4～5 mm

E. ＞5 mm

考点：基础护理学–病情观察–病情观察的内容

解析：瞳孔直径大于5 mm称为瞳孔散大。正常瞳孔在自然光线下为2～5 mm。瞳孔直径小于2 mm称为瞳孔缩小，小于1 mm称为针尖样瞳孔。

答案：E

18. 瞳孔呈椭圆形并伴散大，常见于

A. 虹膜粘连　B. 颅内压增高　C. 阿托品中毒　D. 青光眼

E. 吗啡中毒

考点：基础护理学–病情观察–病情观察的内容

解析：瞳孔呈椭圆形并伴散大，常见于青光眼等；呈不规则形，常见于虹膜粘连。吗啡可使瞳孔缩小，颅内压增高。阿托品中毒可使瞳孔散大。

答案：D

第十七章　危重病人的抢救和护理

1. 使用氧气时，氧气筒内压力不应低于

A. 3 kg/cm^2　B. 5 kg/cm^2　C. 8 kg/cm^2　D. 10 kg/cm^2

E. 15 kg/cm^2

考点：基础护理学–危重病人的护理–常用抢救技术

解析：使用氧气时，氧气筒内压力不应低于 0.5 mPa（5 kg/cm^2），以免灰尘进入筒内，再充气时引起爆炸。

答案：B

2. 重度缺氧时 SaO_2 可降到小于

A. 80%　　B. 75%　　C. 70%　　D. 65%

E. 60%

考点：基础护理学–危重病人的抢救和护理–常用抢救技术

解析：重度缺氧时，PaO_2＜30 mmHg，SaO_2＜60%。缺氧程度判断如下表：

缺氧程度	PaO_2	SaO_2	表现	氧疗
轻度	＞50	＞80	无发绀	不需氧疗
中度	30～50	60～80	轻度发绀，呼吸困难	需氧疗
重度	＜30	＜60	严重发绀，呼吸极度困难，三凹征	氧疗绝对适应证

答案：E

（3～4 题共用备选答案）

A. 鼻导管法　　B. 鼻塞法　　C. 面罩法　　D. 头罩法

E. 氧气枕法

3. 主要用于小儿的吸氧方法是
4. 可用于病情较重，氧分压明显下降者的吸氧方法是

考点：基础护理学–危重病人的抢救和护理–常用抢救技术

解析：（1）主要用于小儿的吸氧方法是头罩法。（2）可用于病情较重，氧分压明显下降者的吸氧方法为面罩法。

答案：D；C

5. 要求氧浓度达到 45%时，应为病人调节氧流量为

A. 6 L　　B. 10 L　　C. 8 L　　D. 2 L

E. 4 L

考点：基础护理学–危重病人的抢救和护理–常用抢救技术

解析：氧浓度和氧流量的换算法可用公式：吸氧浓度（%）=21+4×氧流量。氧浓度为 45%时，氧流量为（45–21）/4=6 L/min。

答案：A

6. 男性，76 岁，因呼吸困难、咳嗽、咳痰，给予氧气吸入。因需进食，对正在吸入的氧气应采取的最佳措施是

A. 先关流量开关，后拔管　　B. 先关总开关，后拔管

C. 分离氧气管道，鼻导管保留　　D. 先拔出鼻导管，再关流量开关

E. 边进食边吸氧

考点：基础护理学–危重病人的护理–常用抢救技术

解析：患者吸氧过程中，如需进食，应停止吸氧。应当先将患者鼻导管取下，再关流量表。

答案：D

7. 患者，男，肺气肿。吸氧后缺氧情况明显好转，遵医嘱停用氧气时应首先

A. 关总开关　B. 取下湿化瓶　C. 取下鼻导管　D. 关流量表开关

E. 记录停氧时间

考点：基础护理学–危重病人的护理–常用抢救技术

解析：遵医嘱停用氧气时应首先取下鼻导管，防止操作不当，引起组织损伤。

答案：C

8. 患者男，50岁。需进行氧气治疗，氧气浓度65%，持续48小时吸氧后，出现烦躁，呼吸、心率增快，血压上升，继而出现呼吸困难，发绀、昏迷。患者可能出现的问题是

A. 氧中毒　B. 肺不张　C. 呼吸抑制　D. 呼吸道分泌物干燥

E. 晶状体后纤维组织增生

解析：患者高浓度持续给氧48小时后出现心率增快，血压上升，呼吸困难，发绀等表现，提示最可能出现了氧疗的副作用肺不张。吸入高浓度氧气后，肺泡内氮气被大量置换，一旦支气管有阻塞时，其所属肺泡内的氧气被肺循环血液迅速吸收，引起吸入性肺不张。

考点：基础护理学–危重病人的抢救和护理–常用抢救技术

答案：B

9. 患者男，46岁。脑外伤昏迷，$PaCO_2$ 7.0 kPa，为保持患者呼吸道通畅，护士为其实施吸痰术，下列操作中不妥的是

A. 用张口器助其张口　B. 先吸口腔内痰液，再吸气管内痰液

C. 每次吸痰时间不超过15秒　D. 吸痰导管必须每次更换

E. 吸痰前可先加大吸氧流量再吸痰

考点：基础护理学–危重病人的抢救和护理–常用抢救技术

解析：患者昏迷，可用张口器或压舌板张口（A排除）。吸痰时先吸净口腔咽喉的分泌物，再吸气管内分泌物（B排除），左右旋转，向上提拉，每次吸痰时间＜15秒（C排除）。严格执行无菌操作，吸痰所用物品每天更换1～2次，吸痰导管每次更换（D排除）。患者 $PaCO_2$ 7.0 kPa，提示患者存在 CO_2 潴留，不可高流量吸氧（E错误）。

答案：E

10. 患者男，65岁。脑出血昏迷，病人咳嗽反射迟钝，导致痰液沉积较深，需要给病人气管内吸痰，下列方法中正确的是

A. 吸净口腔痰液后继续吸气管内痰液　B. 插管时打开负压吸引

C. 吸痰时从深部向上提拉，左右旋转　D. 一次吸痰不超过30秒

E. 吸痰后将管内痰液吸水冲净后再用

考点： 基础护理学–危重病人的抢救和护理–常用抢救技术

解析： 吸痰时，先吸净口腔痰液后，更换吸痰管，再吸气管内分泌物（A 错误）。插管过程中，不可打开负压，以免损伤呼吸道黏膜（B 错误）。吸痰时从深部左右旋转，向上提拉（C 正确），每次吸痰时间＜15 秒（D 错误）。吸痰过程中严格执行无菌操作，吸痰导管每次更换（E 错误）。

答案： C

11. 气管内吸痰一次吸引时间不宜超过 15 秒，其主要原因是

A. 引起病人缺氧和发绀　　B. 吸痰器工作时间过长易损坏

C. 吸痰管通过痰液过多易阻塞　　D. 引起病人刺激性呛咳造成不适

E. 吸痰用托盘暴露时间过久造成细菌感染

考点： 基础护理学–危重病人的护理–常用抢救技术

解析： 本题考查的是吸痰法。吸痰时左右旋转，向上提出，为了避免引起病人缺氧，每次吸痰时间不超过 15 秒，一次未吸尽，隔 3～5 分钟再吸。

答案： A

12. 气管内吸痰时，每次插管吸痰时间不宜超过

A. 5 秒　　B. 10 秒　　C. 15 秒　　D. 1.5 分钟

E. 15 分钟

考点： 基础护理学–危重病人的护理–常用抢救技术

解析： 主要考查吸痰的注意事项。为了避免引起病人缺氧和发绀，每次吸痰时间不超过 15 秒，因此 C 为正确答案。

答案： C

13. 为传染病患者吸痰时，错误的做法是

A. 痰液黏稠可叩拍背部　　B. 吸痰前穿隔离衣戴手套

C. 一次吸痰时间不超过 15 秒　　D. 痰液滴落地面应立即清洁处理

E. —次性吸痰管放入高危物品袋中焚烧

考点： 基础护理学–危重病人的护理–常用抢救技术

解析： 排除法。痰液滴落地面应立即先消毒再清洁处理。

答案： D

（14～15 题共用备选答案）

A. 敌敌畏　　B. 灭鼠药　　C. 氰化物　　D. 美曲膦酯

E. 巴比妥类

14. 可用 2%～4%碳酸氢钠洗胃的毒物是

15. 可服用 3%过氧化氢溶液后引吐的毒物是

考点： 基础护理学–危重病人的抢救和护理–常用抢救技术

解析：（1）结合选项，可用2%～4%碳酸氢钠洗胃的毒物是敌敌畏。常用洗胃液及禁忌药物如下表：

中毒药物	洗胃溶液	禁忌药物
酸性物	牛奶、蛋清水、镁乳	强酸药物
碱性物	5%醋酸、白醋、牛奶、蛋清水	强碱药物
敌敌畏	2%～4%碳酸氢钠、1%盐水、1:15000～1:20000高锰酸钾洗胃	—
美曲膦酯	1:15000～1:20000高锰酸钾、清水	碱性药物
乐果	2%～4%碳酸氢钠	高锰酸钾
灭鼠药（磷化锌）	0.1%硫酸铜、1:15000～1:20000高锰酸钾	鸡蛋、牛奶、脂肪等
DDT、666	温开水或0.9%氯化钠溶液洗胃，50%硫酸镁导泻	油性泻药
巴比妥类（安眠药）	1:15000～1:20000高锰酸钾洗胃，硫酸钠导泻	硫酸镁
氰化物	3%过氧化氢溶液后饮吐；1:15000～1:20000高锰酸钾洗胃	氰化物

（2）可服用3%过氧化氢溶液后引吐的毒物是氰化物。

答案：A；C

16. 误服硫酸后需保护胃黏膜时可选用的溶液是

A. 镁乳　B. 白醋　C. 高锰酸钾　D. 过氧化氢

E. 碳酸氢钠

考点：基础护理学–危重病人的抢救和护理–常用抢救技术

解析：硫酸为酸性物，为保护胃黏膜可选用牛奶、蛋清水、镁乳（A正确）。

答案：A

17. 禁忌洗胃的中毒毒物是

A. 有机磷　B. 安眠药　C. 浓硫酸　D. 重金属

E. 生物碱

考点：基础护理学–危重病人的抢救和护理–常用抢救技术

解析：禁忌洗胃的中毒毒物是强腐蚀性毒物，如强酸（C正确）、强碱。洗胃的禁忌证包括：强腐蚀性毒物（如强酸、强碱）中毒、肝硬化伴食管胃底静脉曲张，胸主动脉瘤、近期内有上消化道出血及胃穿孔、胃癌等。

答案：C

18. 中毒后忌用脂肪类食物的毒物种类是

A. 酸性物　B. 碱性物　C. 美曲膦酯　D. 氰化物

E. 灭鼠药（磷化锌）

考点：基础护理学–危重病人的抢救和护理–常用抢救技术

解析：灭鼠药（磷化锌）中毒后禁用脂肪，因磷化锌易溶于油类物质，服用脂肪性食物可促使磷的溶解吸收。

答案：E

19. 患者女，24 岁。因服毒昏迷不醒，被送入医院急诊室抢救，其家属不能准确地说出毒物名称，此时护士的正确处理方法是

A. 请家属立即查清毒物名称后洗胃 B. 抽胃内容物送检后用温开水

C. 鼻饲牛奶或蛋清水，以保护胃黏膜 D. 生理盐水清洁灌肠，减少毒物吸收

E. 禁忌洗胃，待清醒后用催吐法排除毒物

考点：基础护理学–危重病人的抢救和护理–常用抢救技术

解析：由于患者的中毒物不明，此时可用生理盐水或温开水洗胃，待毒物性质明确后，再采用对抗剂洗胃。

答案：B

（20～21 题共用题干）

患者女，45 岁。在为果树喷洒美曲膦酯农药时，出现头痛、无力、恶心、呕吐、腹痛、腹泻等中毒症状，被急送入院，医护人员立即给予洗胃。

20. 洗胃过程中，护士发现有血性液体流出，同时患者腹痛加剧，此时正确的做法是

A. 观察的同时继续洗胃 B. 继续缓慢洗胃

C. 快速洗胃 D. 立即停止洗胃

E. 休息片刻，继续洗胃

考点：基础护理学–危重病人的抢救和护理–常用抢救技术

解析：患者洗胃过程中有血性液体流出、腹痛加剧，考虑为消化道出血或穿孔，此时应立即停止洗胃。

答案：D

21. 应选择的洗胃溶液是

A. 蛋清水 B. 4%碳酸氢钠

C. 淡石灰水 D. 1:5000～1:20000 高锰酸钾溶液

E. 5%醋酸

考点：基础护理学–危重病人的抢救和护理–常用抢救技术

解析：患者美曲膦酯农药中毒，可用清水、1:1500～1:20000 高锰酸钾进行洗胃。常用洗胃液及禁忌药物如下表：

中毒药物	洗胃溶液	禁忌药物
酸性物	牛奶、蛋清水、镁乳	强酸药物
碱性物	5%醋酸、白醋、牛奶、蛋清水	强碱药物
敌敌畏	2%～4%碳酸氢钠	—
美曲膦酯	1:15000～1:20000 高锰酸钾、清水	碱性药物
乐果	2%～4%碳酸氢钠	高锰酸钾
灭鼠药（磷化锌）	0.1%硫酸铜、1:15000～1:20000 高锰酸钾	鸡蛋、牛奶、脂肪等

答案：D

22. 患者男，50岁，在田间劳动时不慎美曲膦酯农药中毒，立即被送急诊，抢救时禁用的措施为

A. 清水洗胃

B. 2%碳酸氢钠洗胃

C. 1:5000高锰酸钾洗胃

D. 1%盐水洗胃

E. 硫酸钠导泻

考点：基础护理学–危重病人的抢救和护理–常用抢救技术

解析：美曲膦酯中毒时，禁用碱性溶液洗胃，防止生成毒性更强的敌敌畏。

答案：B

23. 在碱性溶液中可使毒性增强的有机磷农药是

A. 美曲膦酯 B. 乐果 C. 氧乐果 D. 乙硫磷

E. 敌敌畏

考点：基础护理学–危重病人的抢救和护理–常用抢救技术

解析：在碱性溶液中可使毒性增强的有机磷农药是美曲膦酯，可生成毒性更强的敌敌畏。

答案：A

24. 美曲膦酯中毒忌用的洗胃液是

A. 牛奶

B. 生理盐水

C. 1:5000高锰酸钾

D. 2%硫酸氢钠溶液

E. 矿泉水

考点：基础护理学–危重病人的抢救和护理–常用抢救技术

解析：美曲膦酯中毒忌用碱性溶液洗胃，即2%碳酸氢钠，因其在碱性溶液中会被氧化成毒性更强的敌敌畏。

答案：D

25. 使用人工呼吸机时潮气量一般为

A. 1～5 ml/kg B. 5～10 ml/kg C. 10～15 ml/kg D. 15～20 ml/kg

E. 20～25 ml/kg

考点：基础护理学–危重病人的抢救和护理–常用抢救技术

解析：使用人工呼吸机时潮气量一般为10～15 ml/kg。

答案：C

26. 危重患者眼睑不能闭合时应

A. 滴氯霉素眼药水

B. 滴生理盐水

C. 戴有色眼镜

D. 覆盖凡士林纱布

E. 覆盖无菌生理盐水纱布

考点：基础护理学–危重病人的抢救和护理–危重病人的护理

解析：危重患者眼睑不能闭合时应覆盖凡士林纱布，防止角膜干燥、角膜溃疡

答案：D

第十八章 临终护理

1. 临床死亡期限一般认为是

   A. 2～3 分钟　B. 5～6 分钟　C. 6～8 分钟　D. 8～10 分钟

   E. 10～15 分钟

   考点： 基础护理学–临终护理–概述

   解析： 医学上将死亡分为三期：濒死期、临床死亡期及生物学死亡期。临床死亡期一般持续 5～6 分钟，若得到及时有效的抢救治疗，生命有复苏的可能，若超过这个时间，大脑将发生不可逆的变化。

   答案： B

2. 死亡后尸体温度逐渐降低，尸温与环境温度相同大约需要的时间是

   A. 6 小时　B. 12 小时　C. 24 小时　D. 36 小时

   E. 48 小时

   考点： 基础护理学–临终护理–概述

   解析： 尸温与环境温度相同大约需要 24 小时。一般死后 10 小时内尸温下降速度约为每小时 1 ℃，10 小时后为每小时 0.5 ℃，死后约 24 小时左右，尸温与环境温度相同。

   答案： C

（3～5 题共用备选答案）

   A. 1 小时　B. 2～4 小时　C. 6～8 小时　D. 12～16 小时

   E. 24 小时

3. 尸斑开始出现的时间是死亡后
4. 尸僵发展至高峰的时间是死亡后
5. 尸僵缓解发生在死亡后

   考点： 基础护理学–临终护理–概述

   解析： ①尸斑在死亡后 2～4 小时出现，尸斑呈暗红色斑块或条纹，出现在尸体的最低部位。②尸僵在死后 1～3 小时开始出现，4～6 小时到全身，12～16 小时至高峰，24 小时尸僵开始减弱，尸僵缓解。③尸僵在 24 小时开始减弱，尸僵缓解。

   答案： B；D；E

（6～8 题共用备选答案）

   A. 1～3 小时　B. 2～4 小时　C. 12～16 小时　D. 20 小时

   E. 24 小时

6. 尸僵出现的时间是患者死亡后
7. 尸斑出现的时间是患者死亡后
8. 尸体腐败出现的时间是患者死亡后

考点：基础护理学–临终护理–概述

解析：（1）尸僵在死后1～3小时开始出现。（2）死亡后2～4小时出现尸斑。（3）尸体腐败可表现为尸臭、尸绿，尸绿一般在死后24小时先在右下腹出现。

答案：A；B；E

9. 为避免患者出现不可逆的脑损害，心肺复苏抢救开始的时间应当不超过

A. 4分钟　B. 6分钟　C. 8分钟　D. 10分钟

E. 15分钟

考点：基础护理学–临终护理–概述

解析：心脏骤停发生后，大部分患者将在4～6分钟内开始发生不可逆的脑损害，随后经数分钟过渡到生物学死亡期。

答案：B

10. 患者男，65岁，肝癌晚期，极度衰弱，此时医护人员应采取的主要措施是

A. 以对症照料为主　B. 以治疗疾病为主

C. 尽量延长病人的生存时间　D. 实施安乐死

E. 放弃一切治疗

考点：基础护理学–临终护理–临终关怀

解析：患者癌症晚期，为临终患者，此时应以对症照料为主（A正确，B错误），通过全面的身心照料，提供临终病人适度地、姑息性治疗，控制症状，解除痛苦，消除焦虑、恐惧，获得心理、社会支持，使其得到最后的安宁，而不是通过治疗使其免于死亡。宗旨为提高病人的生命质量，而非延长病人的生存时间（C错误）。目前我国不实行安乐死（D错误）。E明显错误。

答案：A

11. 有关临终关怀护理的内容，叙述正确的是

A. 虽然病人的病情很重，但仍要以大剂量的针对性的积极治疗为主

B. 可以通过暗示等办法告诉病人病情严重和所剩时日不多的事实

C. 尽可能地减少临终病人的治疗费用

D. 组织各种丰富的体育活动，以提高病人临终的生活质量

E. 解决病人生理、心理上的需求

考点：基础护理学–临终护理–临终关怀

解析：临终关怀的理念是以治愈为主的治疗转变为以对症为主的照料，提高病人生命质量，尊重病人的尊严和权利，尽量满足病人生理、心理上的需求。

答案：E

12. 濒死期病人最后消失的感觉常是

A. 视觉　B. 听觉　C. 味觉　D. 嗅觉

E. 触觉

考点：基础护理学–临终护理–临终病人的护理

解析：听觉常常是人体最后消失的感觉。

答案：B

13. 患者男，55 岁。近来上腹部疼痛，消瘦，大便隐血阳性，作胃镜检查后得知患者为胃癌，出现心理和行为异常。有利于患者应对的转机是

A. 出现迁怒行为不要将其个人化　　B. 不必纠正患者抑郁和退缩行为

C. 出现愤怒时立即帮助其分析结果　　D. 满足患者提出治疗的所有要求

E. 告知患者全部病情真相

考点：基础护理学–临终护理–临终病人的护理

解析：当患者出现病情突变时，或多或少都会出现紧张、多疑、迁怒、不信任，甚至暴力行为。此时要帮助其分析原因和后果，传递坏消息时要使用委婉的语言。有迁怒行为时，不要将迁怒行为个人化，要制止他的无理要求或暴力行为。

答案：A

14. 患者男，58 岁，胃癌晚期，近几日反映出现呕血及黑便现象，患者情绪低落、沉默寡言，经常哭泣。其心理反应处于

A. 接受期　　B. 忧郁期　　C. 协议期　　D. 愤怒期

E. 否认期

考点：基础护理学–临终护理–临终病人的护理

解析：患者胃癌晚期，情绪低落、沉默寡言，经常哭泣，因此其心理反应处于忧郁期。临终病人通常经历五个心理反应阶段。即：否认期、愤怒期、协议期、忧郁期、接受期。临终病人的心理反应及心理护理如下表：

分期	表现	护理要点
否认期	否认面临死亡	不要轻易揭穿其防卫机制
愤怒期	生气与激怒，难以接近、不合作	允许表达其愤怒
协议期	对病情抱有希望，配合治疗	关心、鼓励、支持
忧郁期	忧郁和悲哀，轻生	允许表达失落悲哀的情绪，加强安全保护
接受期	接受死亡，平静安详	陪伴支持

答案：B

（15～16 题共用题干）

患者，女，53 岁。乳腺癌晚期，身体极度衰竭，卧床不起，情绪暴躁、常无端发脾气。

15. 此时患者的心理反应是

A. 否认期　　B. 愤怒期　　C. 协议期　　D. 忧郁期

E. 接受期

考点：基础护理学–临终护理–临终病人的护理

解析：癌症晚期患者，情绪暴躁，无端发脾气，提示其心理状态处于愤怒期。

答案：B

16. 护理该患者时，不恰当的护理措施是

A. 劝患者不要轻易表达不良情绪
B. 允许患者表达不良情绪
C. 防止患者的过激行为
D. 给予精神支持
E. 做好与家属的沟通

考点：基础护理学–临终护理–临终病人的护理

解析：对于愤怒期的患者，护士应将患者的发怒看成是一种有益健康的正常行为，允许患者用发怒、抱怨、不合作行为来宣泄其内心的不满、恐惧。

答案：A

17. 关于尸体护理的做法，叙述错误的是

A. 撤去治疗用物
B. 放低头部
C. 装上义齿
D. 洗脸，闭合眼睑
E. 用尸单包裹尸体

考点：基础护理学–临终护理–死亡后护理

解析：排除法。应将尸体头下垫一软枕，防止面部瘀血变色。其余选项均正确。

答案：B

18. 进行尸体护理时，错误的是

A. 撤去治疗用物，去枕，头部放低
B. 洗脸，闭合眼睑
C. 有义齿代为装上
D. 擦净躯体，必要时填堵孔道
E. 穿上尸衣裤，并用尸单包裹

考点：基础护理学–临终护理–死亡后护理

解析：排除法。应将尸体头下垫一软枕，防止面部瘀血变色，其余选项均正确。

答案：A

19. 尸体护理时将尸体仰卧，头下垫枕的主要目的是

A. 易于鉴别
B. 保持良好姿势
C. 便于尸体护理
D. 延缓尸僵速度
E. 防止面部瘀血变色

考点：基础护理学–临终护理–死亡后护理

解析：尸体护理时头下垫枕的主要目的是防止面部瘀血变色。

答案：E

20. 对于丧亲者的护理，不妥的是

A. 认真进行尸体护理
B. 鼓励家属宣泄感情
C. 尽力提供经济支持
D. 进行心理疏导

E. 对丧亲者随访

考点：基础护理学–临终护理–临终病人家属及丧亲者护理

解析：排除法。丧亲者的护理要点为：①做好尸体护理（A 正确）。②鼓励家属宣泄感情（B 正确）。③心理疏导，精神支持（D 正确）。④尽力提供生活指导、建议。⑤丧亲者随访（E 正确）。

答案：C

牛刀小试

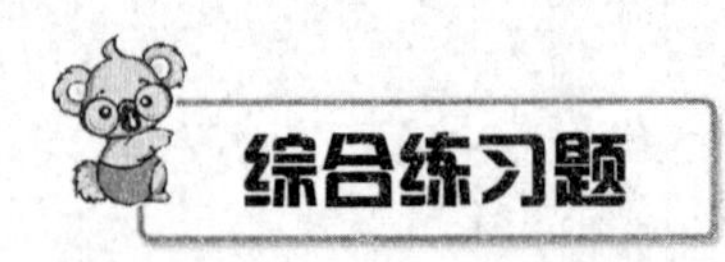

A1/A2 型题

1. 个体在探究事物真相、思想与理性方面的需要属于
   A. 生理性需要　B. 知识性需要　C. 社会性需要　D. 精神性需要
   E. 情绪性需要

2. 湿度过高时，人体会
   A. 尿液排出量增加　B. 口干舌燥、咽痛
   C. 肌肉紧张　D. 神经系统受到抑制
   E. 出汗增多

3. 责任制护理的特点不包括
   A. 对患者实行 8 小时在岗，24 小时负责　B. 护士责任明确
   C. 需要较少的护理人员　D. 较全面地了解病人情况
   E. 文字记录书写任务较多

4. 整体护理的宗旨是
   A. 为患者提供服务　B. 以工作目标为中心
   C. 帮助患者恢复健康　D. 以护理对象为中心
   E. 帮助健康的人保持健康

5. 关于系统整体性的最佳描述是
   A. 系统整体功能等于系统各要素功能的总和
   B. 系统整体功能大于系统各要素功能的总和
   C. 系统整体功能优化于各要素功能的总和
   D. 系统整体功能是系统各要素功能的总和
   E. 系统整体功能相当于各要素功能的总和

6. 对潜意识正确的理解是
   A. 存在于潜意识与意识之间　B. 指意识层次中较深的那一部分
   C. 潜伏着的心理矛盾与障碍　D. 指人们深层的心理活动
   E. 是人们没有意识到的深层的心理活动部分

7. 艾瑞克森将人格发展分为几个期
   A. 4 期　B. 5 期　C. 6 期　D. 7 期
   E. 8 期

8. 皮亚杰认知发展学说中形式运思期的主要特点是
   A. 思维发展到了使用符号的水平
   B. 开始运用语言来表达自己的需要
   C. 能同时考虑问题的两个方面或更多方面
   D. 进入纯粹抽象与假设的领域并能做推测与判断
   E. 想法较具体，开始具有逻辑思维能力

9. 马斯洛需要层次理论中，爱与归属的需要包括的两个方面是
   A. 爱与尊重　B. 接纳与满足　C. 给予与得到　D. 宽容与理解
   E. 自尊与悦纳

10. 由于病室气温高引发某患者“头痛、恶心”的症状，该压力源属于
    A. 化学性压力源　B. 心理性压力源　C. 物理性压力源　D. 生理性压力源
    E. 社会性压力源

11. 对纽曼健康系统模式论中弹性防线的描述正确的是
    A. 距正常防线越远，其缓冲保护作用越强
    B. 距抵抗线越远，其缓冲保护作用越强
    C. 位于正常防线与抵抗线之间
    D. 可伸缩并在短时间内可以发生变化
    E. 受到压力源侵犯时表现出稳定性降低和疾病

12. 奥伦护理系统结构示意图确定的在支持教育系统中护士主要的活动是
    A. 根据患者需要帮助患者　B. 支持和保护患者
    C. 实施一些自护手段　D. 协调自护主体
    E. 调节各项活动

13. 罗伊适应模式中的主要刺激是指
    A. 围绕并影响个人或群体发展与行为的所有情况、事件及因素
    B. 来自外界环境或人体内部的可以引起反应的一个信息物质或能量单位
    C. 那些可以引起机体反应但未得到证实的刺激
    D. 所有内在的或外部的对当时情境有影响的刺激
    E. 当时面对的需要立即适应的刺激

14. 罗伊适应模式理论认为健康是指
    A. 个体成为一个完整和全面的人的状态和过程

B. 个体没有疾病或阳性体征
C. 个体得以生存、成长、繁衍、主宰及自我实现
D. 个体能不断适应各种改变
E. 生理调节器和认知调节器协调一致共同发挥作用

15. 佩普劳人际关系模式的基本理论是
A. 互动
B. 人际间关系
C. 护患关系
D. 护患双方的满足与成长
E. 互相理解与尊重

16. 社区卫生服务的主要工作内容是
A. 对健康人群的体检与筛查
B. 对社区居民生活方式的健康指导与教育
C. 预防、保健和促进健康
D. 安排有益健康的活动
E. 饮食营养指导与计划生育宣传

17. 健康新视野所明确的两个核心概念是
A. 增进健康与促进康复
B. 预防疾病与社区康复
C. 健康保护与健康促进
D. 合理治疗与促进健康
E. 自我保健与家庭保健

18. 以下属于开放式问题的是
A. 您对药物有过敏现象吗?
B. 您吃饭了吗?
C. 您感觉有哪些不适?
D. 您现在还腹痛吗?
E. 您是否吸烟?

19. 进行尸检应当在患者死后
A. 24 小时
B. 48 小时
C. 10 小时
D. 2 周
E. 7 天

20. 过失造成患者人身损害是指医务人员的过失行为所致而非故意伤害患者，且对患者
A. 有人身损害
B. 有精神损害
C. 无大损害
D. 无特别严重损害
E. 有损害但不严重

21. 执行医嘱失误、盲目执行错误医嘱属于
A. 违反值班制度
B. 违反查对制度
C. 执行医嘱不严格
D. 不严格执行查对制度
E. 延误治疗时机

22. 在收集资料过程中，不属于客观资料的选项是
    A. 患者体温 37.5 ℃　　B. 血红蛋白 70 g/L
    C. 二尖瓣杂音　　D. 头痛剧烈
    E. 体重 58 kg

23. 护理程序的合作性问题是指
    A. 护士能独立预防和解决的问题
    B. 需要医生和护士共同合作才能解决的问题
    C. 医生通过各项辅助检查可以解决的问题
    D. 合作性问题，与潜在并发症无关
    E. 是需要医生或护士才能解决的问题

24. 瘫痪、极度衰弱的患者应采取的卧位是
    A. 主动卧位　　B. 被动卧位　　C. 被迫卧位　　D. 特异卧位
    E. 不稳定卧位

25. 入睡最浅、最易唤醒的睡眠时期是
    A. 慢波睡眠的第Ⅰ时相　　B. 慢波睡眠的第Ⅱ时相
    C. 慢波睡眠的第Ⅲ时相　　D. 慢波睡眠的第Ⅳ时相
    E. 快波睡眠

26. 影响舒适的因素不包括
    A. 身体　　B. 生物　　C. 社会　　D. 心理
    E. 环境

27. 全麻术后未清醒患者宜采用去枕仰卧位，目的是
    A. 防止颅内压降低　　B. 防止呕吐物流入气管
    C. 改善缺氧症状　　D. 减轻伤口疼痛
    E. 减轻手术区出血

28. 下列选项中不属于按疼痛性质分类的是
    A. 刺痛　　B. 压痛　　C. 绞痛　　D. 牵涉痛
    E. 酸痛

29. 护士处理医嘱时，应首先执行的医嘱是
    A. 长期医嘱　　B. 临时医嘱　　C. 临时备用医嘱　　D. 长期备用医嘱
    E. 停止医嘱

30. 下列不是必需氨基酸的是
    A. 亮氨酸　　B. 色氨酸　　C. 赖氨酸　　D. 缬氨酸
    E. 门冬氨酸

31. 下列不是必须由食物供给的营养素的是
A. 必需脂肪酸 B. 亚油酸 C. 亚麻酸 D. 花生四烯酸
E. 甘油

32. 低盐饮食，限制成人进食盐量为
A. ＜2 g/d B. ≤2 g/d C. ≥2 g/d D. ＜0.8 g/d
E. ＞0.8 g/d

33. 行胆囊造影的患者，检查前一日晚餐进食
A. 高脂肪 B. 高蛋白 C. 低糖 D. 忌饮咖啡
E. 无脂肪、低蛋白、高糖

34. 为尿潴留患者第一次放尿，放尿量不应超过
A. 400 ml B. 500 ml C. 800 ml D. 1000 ml
E. 1500 ml

35. 某患者住院期间因输入不合格血液导致乙型肝炎，其索赔对象应是
A. 当地疾病控制中心 B. 当地卫生计划行政部门
C. 血站和医院 D. 当地公安部门
E. 执行输血操作的护士

36. 下列患者中可实施大量不保留灌肠的是
A. 心肌梗死患者 B. 高热患者降温时
C. 急腹症 D. 消化道出血
E. 妊娠早期

37. 灌肠时压力宜低的情况为
A. 做乙状结肠镜检查前灌肠 B. 做胆囊切除术前灌肠
C. 10%水合氯醛灌肠 D. 高热患者降温灌肠
E. 行子宫切除术前的灌肠

38. 链霉素过敏性休克时，使用葡萄糖酸钙的目的是
A. 收缩血管，增加外周阻力 B. 松弛支气管平滑肌
C. 使链霉素毒性症状减轻 D. 兴奋呼吸中枢
E. 缓解皮肤瘙痒

39. 2岁以下婴幼儿肌内注射时应选用
A. 臀大肌 B. 臀中肌 C. 三角肌 D. 三角肌下缘
E. 股外侧肌

40. 医院感染的感染源中最重要的是

A. 病原携带者
B. 已感染的患者
C. 医院环境感染源
D. 动物感染源
E. 患者自身正常菌群

41. 使用中的紫外线强度不应低于
A. 60 μW/cm^2
B. 90 μW/cm^2
C. 80 μW/cm^2
D. 70 μW/cm^2
E. 100 μW/cm^2

42. 使用 2%戊二醛浸泡灭菌，所需要的时间是
A. 6 小时
B. 8 小时
C. 5 小时
D. 10 小时
E. 7 小时

43. 空气栓塞的首发症状为
A. 呼吸困难
B. 发绀
C. 胸闷或胸骨后疼痛
D. 咳嗽
E. 濒死感

44. 输入库存血 1000 ml 以上时，须按医嘱静脉注射
A. 10%氯化钾 10 ml
B. 10%葡萄糖酸钙 10 ml
C. 5%碳酸氢钠 10 ml
D. 5%硫酸镁 10 ml
E. 11.2%乳酸钠 10 ml

45. 组织损伤破裂的患者局部禁用冷疗的理由是
A. 防止冻伤
B. 以防引起反射性心率减慢、心房纤颤或心室纤颤及房室传导阻滞
C. 以防引起腹泻
D. 因冷可降低血液循环，增加组织损伤，且影响伤口愈合
E. 以防反射性末梢血管收缩，影响散热或引起一过性冠状动脉收缩

46. 温水（或乙醇）擦浴时，下列部位中禁忌擦浴的是
A. 面部、心前区、腹部、足部
B. 胸前区、腹部、后颈、足底
C. 面部、胸前区、背部、腋窝、手心
D. 腘窝、腋窝、肘窝、腹股沟
E. 肘窝、手心、腹股沟、腘窝

47. 脑室出血患者，现进行脑室引流，护理人员应重点观察
A. 脑室引流是否通畅
B. 引流管有无扭曲、受压
C. 引流袋悬挂高度应高于脑平面 10～20 cm，以维持正常颅内压
D. 脑室引流液性状、颜色、量
E. 以上都是

48. 临床死亡期，延髓处于极度
A. 兴奋状态　B. 去大脑强直状态　C. 去皮质状态　D. 抑制状态
E. 兴奋与抑制交替状态

49. 现代临终关怀创始人1976年在英国创办了世界第一所临终关怀医院，他是
A. 罗斯　B. 费尔斯特　C. 桑德斯　D. 霍克
E. 黄天中

50. 呼吸机撤离的指征不包括
A. 神志清楚，生命体征稳定　B. 呼吸困难的症状消失，缺氧完全纠正
C. 转氨酶正常　D. 心功能良好
E. 血气分析基本正常

51. 人工呼吸的有效指标不包括
A. 胸部起伏　B. 能听到气流声
C. 面部感到有气体逸出　D. 棉花接近口鼻可被吹动
E. 听诊双肺痰鸣音

52. CPR实施过程中，按压者与吹气者互换时间不应超过
A. 1～2秒　B. 3～4秒　C. 5～7秒　D. 8～10秒
E. ＞10秒

53. 洗胃过程中操作不正确的是
A. 对中毒较深者宜采取左侧卧位
B. 洗胃管插入深度约为45～55 cm
C. 证明胃管确在胃内后，缓慢将300～500 ml洗胃溶液倒入胃内
D. 利用虹吸原理吸出胃灌洗液
E. 幽门梗阻患者洗胃应在饭后4～6小时

54. 1992年，首家开设护理学硕士研究生教育的医学院校是
A. 北京医科大学　B. 协和医科大学
C. 天津医科大学　D. 上海第二军医大学
E. 华西医科大学

55. 塞利的压力理论认为压力是
A. 人与环境交互作用出现的一种结果
B. 凡能对身体施加影响而促发机体产生不适反应的因素
C. 人体应对环境刺激而产生的非特异性反应
D. 指机体内部或环境中产生的超过人体适应资源的结果
E. 指全身适应综合征（GAS）和局部适应综合征（LAS）

56. 奥伦自理理论中有关护理系统结构阐述了

A. 一个人不能或不完全能进行持续有效的自我护理时就需要采取护理系统

B. 个体为维持自身的生命健康与幸福会着手采取一系列护理活动

C. 个体在生命发展过程中的不同阶段会产生某种特殊的护理需求

D. 护士应根据病人的不同的自理需要和自理能力分别采取不同的护理系统

E. 确定病人存在的自我护理缺陷及原因并针对性的采取护理系统

57. 疟疾常见的热型是

A. 间歇热　B. 不规则热　C. 体温过低　D. 稽留热

E. 弛张热

58. 医疗事故相关原始资料和现场实物均应及时封存和启封，封存时应该在场的是

A. 患者家属　B. 院方　C. 科室责任人　D. 医患双方共同

E. 司法机关人员

59. 造成病人中度残疾、器官组织操作导致严重功能障碍的，属于

A. 一级医疗事故　B. 二级医疗事故　C. 三级医疗事故　D. 四级医疗事故

E. 不属于医疗事故

60. PIO 护理记录方式中 P 代表

A. 护理问题　B. 措施　C. 结果　D. 诊断

E. 相关因素

61. 现存的护理诊断一般常用描述形式是

A. PC　B. PE　C. PES　D. P

E. SE

62. “身体支撑面大，重心低，压力大的卧位”属于

A. 主动卧位　B. 被动卧位　C. 被迫卧位　D. 稳定性卧位

E. 不稳定卧位

63. 患者进行日常活动既需要他人帮助，也需要设备/器械。判断其机体活动能力为

A. 0 度　B. 1 度　C. 2 度　D. 3 度

E. 4 度

64. 急性穿孔性阑尾炎术后 2 天，病人所采取的体位是

A. 俯卧位　B. 侧卧位　C. 仰卧位　D. 头高脚低位

E. 半坐卧位

65. 潜血试验为避免假阳性，不能进食的食物是

A. 绿色蔬菜　B. 牛奶　C. 大豆　D. 冬瓜

E. 白萝卜

66. 粪便呈腐臭味的疾病为
A. 肠癌 B. 胃炎 C. 上消化道出血 D. 便秘
E. 痔疮

67. 容易潮解的药物是
A. 糖衣片 B. 疫苗 C. 乙醚 D. 环氧乙烷
E. 氨茶碱

68. 超声雾化吸入疗效好，是因为药液可以达到
A. 支气管 B. 段支气管 C. 终末支气管 D. 叶支气管
E. 大支气管

69. 局部麻醉时首先应
A. 皮内注射 B. 皮下注射 C. 肌内注射 D. 静脉注射
E. 腔内注射

70. 下列属于高效灭菌剂的有
A. 2%碘酊 B. 0.2%苯扎溴铵 C. 75%酒精 D. 0.2%过氧乙酸
E. 0.5%碘伏

71. 抽出的药液，开启的静脉输入用的无菌液体需注明时间，使用应不得超过开启后
A. 4 小时 B. 2 小时 C. 6 小时 D. 10 小时
E. 24 小时

72. 供应室清洁区的环境类别应属于
A. Ⅰ类 B. Ⅱ类 C. Ⅲ类 D. Ⅳ类
E. 以上都不是

73. 对不耐热物品如内窥镜灭菌，可选用
A. 2%戊二醛浸泡 10 小时 B. 压力蒸气灭菌
C. 过氧乙酸浸泡 30 分钟 D. 甲醛熏蒸 2 小时
E. 臭氧灭菌

74. 空气栓塞时栓子的流动路径为
A. 右心房→右心室→肺动脉 B. 右心室→右心房→肺动脉
C. 肺动脉→右心室→右心房 D. 肺动脉→右心房→右心室
E. 右心房→肺动脉→右心室

75. 关于 Rh 血型的判断，作为划分标准的抗原是
A. C 抗原 B. c 抗原 C. D 抗原 D. d 抗原

E. E 抗原

76. 使用冰帽或冰槽的患者，应注意监测
A. 患者血压的变化，发现血压异常立即停止使用
B. 注意患者瞳孔的变化，发现瞳孔异常说明出现了并发症，应立即停止使用
C. 监测肛温在 33 ℃左右，不低于 30 ℃，以防止心室纤颤等并发症出现
D. 注意监测血氧分压和血氧饱和度的变化
E. 注意监测呼吸的变化，发现异常呼吸立即停止使用

77. 使用烤灯时出现下列哪种情况表明剂量合适
A. 皮肤疼痛　B. 出现水疱　C. 出现红斑　D. 出现头晕
E. 出现过热

78. 低蛋白饮食可用于
A. 尿毒症、肝性脑病　B. 高血压、心脏病
C. 高脂血症　D. 先兆子痫
E. 恶性肿瘤

79. WHO 对健康定义的说法是除无躯体疾病外还要有
A. 完整心理状态和良好的社会适应能力
B. 良好的生理、心理及适应环境的动态平衡状态
C. 人和环境协调一致和良好的社会适应能力
D. 完整的生理、心理状态和良好的社会适应能力
E. 良好的心理状态和适应复杂环境变化的能力

80. 当 FiO_2＞60%，吸氧时间＞24 小时，会出现
A. 缺氧症状明显改善　B. PaO_2、$PaCO_2$ 有效纠正
C. pH 维持在 7.35～7.45 之间　D. 氧中毒
E. 呼吸道分泌物明显增多

81. 磷化锌中毒的病人应禁食
A. 牛奶　B. 芹菜　C. 苹果　D. 米饭
E. 白菜

82. Maslow 的需要层次论由低到高的排序，正确的是
A. 生理需要、安全需要、爱与归属的需要、尊敬与被尊敬的需要、自我实现的需要
B. 爱与归属的需要、生理需要、安全需要、自我实现的需要、尊敬与被尊敬的需要
C. 生理需要、爱与归属的需要、尊敬与被尊敬的需要、安全需要、自我实现的需要
D. 生理需要、安全需要、尊敬与被尊敬的需要、爱与归属的需要、自我实现的需要
E. 安全需要、生理需要、爱与归属的需要、尊敬与被尊敬的需要、自我实现的需要

83. 下列属于微量元素的是
A. 铁 B. 钙 C. 镁 D. 钾
E. 钠

84. 冠心病病人舌下给药时最宜采取
A. 左侧卧位 B. 右侧卧位 C. 仰卧位 D. 半卧位
E. 端坐位

85. 碘伏的消毒效力属
A. 高效 B. 中效 C. 高中效 D. 中低效
E. 低效

86. 国际护士节成立的时间是
A. 1911 年 B. 1912 年 C. 1913 年 D. 1914 年
E. 1915 年

87. 护理学的基本概念包括
A. 预防、系统、环境和护理 B. 健康、系统、环境和护理
C. 人、健康、环境和护理 D. 病人、健康、环境和护理
E. 人、健康、环境、系统和护理

88. 保证病人有舒适的空间，同时也方便操作和护理，病床之间的距离不得少于
A. 0.5 米 B. 0.7 米 C. 1.0 米 D. 1.2 米
E. 1.5 米

89. 鼻饲法适用于
A. 吞咽能力较弱的早产儿 B. 足月小婴儿
C. 低出生体重儿 D. 足月新生儿
E. 早产儿

90. 产妇，28 岁，其床单和衣物被血污染，洗涤时应遵循的原则是
A. 混合清洗、消毒 B. 单独清洗、消毒
C. 混合消毒、单独清洗 D. 混合消毒、混合清洗
E. 单独清洗、不消毒

91. 弗洛伊德人格结构理论中遵循唯实原则的部分是
A. 自我 B. 超我 C. 本我 D. 潜意识
E. 性心理

92. 纽曼理论中人际间的压力源通常来自于
A. 两个或多个个体间的压力 B. 夫妻关系

C. 上下级关系 D. 师生关系
E. 护患关系

93. 健康偏离性自理需要是指
A. 个体在特殊病理变化时产生的自理需要
B. 生命发展不同阶段时产生的自理需要
C. 特定时期个体总的自理需要
D. 为满足生存需求而进行的一系列活动
E. 身体功能及完整性失衡时产生的自理需要

94. 临终患者表示“如果能让我好起来，我一定……”，此心理反应属于
A. 愤怒期 B. 否认期 C. 协议期 D. 接受期
E. 忧郁期

95. 患者，男，78 岁。口腔有一较深溃疡，内有酸臭绿色液体，稍黏稠。为其进行口腔护理时选用的含漱液是
A. 过氧化氢溶液 B. 复方硼酸溶液 C. 呋喃西林溶液 D. 碳酸氢钠溶液
E. 醋酸溶液

96. 护理人员发现医嘱有明显错误时
A. 继续执行 B. 有权拒绝执行 C. 保持沉默 D. 交予他人执行
E. 假装不知道

97.《中华人民共和国护士管理办法》中规定
A. 护士注册的有效期为 1 年且需连续注册
B. 中断注册者如再注册必须按有关规定参加临床实践 6 个月
C. 中断注册 3 年以上者将不予再次注册
D. 护生进行专业实习须在护士的指导下进行
E. 护士严禁泄露就医者隐私

98. 国务院要求《医疗事故处理条例》开始施行的时间是
A. 2002 年 9 月 1 日 B. 2000 年 1 月 1 日
C. 2005 年 8 月 29 日 D. 1999 年 5 月 1 日
E. 2006 年 12 月 9 日

99. 以下情况中不属于医疗事故的是
A. 过失致患者死亡 B. 病人及家属延误诊疗导致不良后果
C. 造成患者轻度残疾 D. 严重损害就诊人健康
E. 造成患者明显人身损害

100. 护理程序包括的步骤是

A. 评估、护理诊断、实施阶段、评价阶段
B. 护理诊断、护理计划、实施阶段、评价阶段
C. 评估、诊断、计划、护理、评价
D. 评估、护理诊断、计划阶段、实施阶段、评价阶段
E. 护理诊断、计划阶段、实施阶段、评价阶段

101. 护士为长期卧床的病人做床上洗头，此时护士的角色是
A. 健康教育者　B. 健康咨询者　C. 健康照顾者　D. 护理管理者
E. 护理研究者

102. 在收集资料过程中，下列不属于交谈注意事项的是
A. 交谈前做的准备
B. 选择舒适、安静、有利于保护病人隐私的交谈环境
C. 根据病人身体状况选择适当交谈时间
D. 注意运用沟通技巧，避免不良沟通行为
E. 仔细倾听病人讲的任何事情

103. 需用低脂肪饮食的是
A. 烧伤患者　B. 大手术后　C. 急性肾炎　D. 肝胆胰疾病
E. 甲状腺功能亢进

104. 下列各项健康资料中，婴幼儿不可忽略的是
A. 既往患病史　B. 饮食状况　C. 免疫接种史　D. 入院原因
E. 疾病知识

105. 周期性发生的，由不同时相组成，对周围的环境可相对的不做出反应的知觉的特殊状态是
A. 睡眠　B. 觉醒　C. 嗜睡　D. 休息
E. 舒适

106. 护士协助病人进行康复锻炼属于纽曼保健系统模式中的
A. 一级预防　B. 二级预防　C. 三级预防　D. 四级预防
E. 五级预防

107. 下列选项中，不适合使用保护器具的病人是
A. 意识不清　B. 昏迷　C. 视力模糊　D. 高热躁动者
E. 婴儿进行输液时

108. ROM 练习的目的不包括
A. 纠正关节脱位　B. 维持关节可动性
C. 防止关节痉挛、粘连　D. 恢复关节功能

E. 促进血液循环，利于关节营养供给

109. 可以从中获取果糖的食物是

A. 淀粉　B. 水果　C. 麦芽糖　D. 薯类

E. 果胶

110. 基本饮食类型中不包括

A. 普通饮食　B. 软质饮食　C. 半流质饮食　D. 低糖、低盐饮食

E. 流质饮食

111. 一般成人插入胃管长度为

A. 45～55 cm　B. 40～60 cm　C. 45～60 cm　D. 55～65 cm

E. 45～65 cm

112. 关于静脉注射的步骤，不正确的是

A. 在穿刺点上方约 6 cm 处扎止血带　B. 常规消毒皮肤后嘱病人握拳

C. 针头与皮肤成 20° 角进针　D. 见回血后即推注药液

E. 注射后用干棉签按压拔针

113. 心肺疾病引起的呼吸困难采用半坐卧位的原因是

A. 使膈肌位置下降，胸腔容积扩大，呼吸困难得到改善

B. 可以使渗出液流入盆腔

C. 有利于逐渐向站立过渡

D. 方便医生检查病情

E. 有利于气道通畅，改善缺氧症状

114. 对疼痛程度的评估测量不包括

A. 数字评分　B. 文字描述评分　C. 健康状况评分　D. 视觉模拟评分

E. 面部表情测量

115. 一位患者进行肌力检查时，四肢能自主抬离床面，但医生用手轻压即落，该患者肌力属于

A. 1 级　B. 2 级　C. 3 级　D. 4 级

E. 5 级

116. 正常尿液的 pH 是

A. 中性 3～5　B. 酸性 5～7　C. 碱性 7～8　D. 弱酸性 7.5～8.5

E. 弱碱性 5.8～6.5

117. 关于自密封瓶内抽吸药液的方法，错误的是

A. 针头与瓶塞应垂直

B. 药瓶内应先注入与所需药液等量空气后再抽吸药液
C. 排气时须以示指扶住针栓
D. 开启瓶盖后直接抽吸药液
E. 吸药时针头斜面应向下，空筒容量刻度朝上

118. 为男性病人导尿时，提起阴茎与腹壁呈60°角，目的是
A. 耻骨下弯消失
B. 耻骨前弯消失
C. 耻骨下弯和耻骨前弯均消失
D. 尿道膜部扩张
E. 尿道3个狭窄都消失

119. 有关导尿注意事项的叙述，错误的是
A. 操作中要严格遵守无菌原则
B. 选择光滑、粗细适宜的导尿管
C. 插管动作应轻柔
D. 尽量少暴露病人
E. 尿潴留的病人一次放尿不少于1000 ml

120. 膀胱冲洗时灌入溶液的温度是
A. 4 ℃
B. 22 ℃～24 ℃
C. 28 ℃～32 ℃
D. 38 ℃～40 ℃
E. 39 ℃～41 ℃

121. 肥皂水灌肠液的浓度为
A. 0.1%～0.2%
B. 0.01%～0.02%
C. 0.03%～0.05%
D. 1%～2%
E. 3%～5%

122. 直肠或肛门狭窄时，粪便呈
A. 栗子样
B. 扁条状或带状
C. 水样便
D. 黏液脓血便
E. 果酱样便

123. 需在2 ℃～10 ℃低温箱保管的药品是
A. 氨茶碱
B. 白蛋白
C. 维生素E
D. 地西泮
E. 氨苄青霉素

124. 需要专人负责，加锁保存并列入交班内容的药物是
A. 可待因
B. 柴胡
C. 地西泮
D. 硝酸甘油
E. 胎盘球蛋白

125. 氧气雾化吸入疗法的药液呈雾状是利用
A. 空吸
B. 高速气流
C. 负压
D. 能量转换
E. 虹吸

126. 肌内注射药物现用现配的主要目的是
A. 防止差错发生
B. 防止出现配伍禁忌

C. 减少毒性反应
D. 防止降低药物的效价
E. 防止浪费药液

127. 注射前局部皮肤消毒的直径应大于
A. 3 cm　B. 4 cm　C. 5 cm　D. 6 cm
E. 7 cm

128. 青霉素过敏反应的特异性抗体是
A. IgG　B. IgA　C. IgE　D. IgM
E. IgD

129. 为防止青霉素过敏反应的发生，护士在注射青霉素后至少应观察病人
A. 10 分钟　B. 15 分钟　C. 20 分钟　D. 25 分钟
E. 30 分钟

130. 做破伤风脱敏试验时，每次注射之间应间隔
A. 5 分钟　B. 10 分钟　C. 15 分钟　D. 20 分钟
E. 30 分钟

131. 动力性梗阻引起尿潴留的原因是
A. 前列腺肥大
B. 外伤
C. 焦虑
D. 使用抗痉挛的药物
E. 粪结石

132. 进行细菌学检查时应采集
A. 尿常规标本
B. 12 小时尿标本
C. 尿培养标本
D. 24 小时尿培养标本
E. 晨起尿标本

133. 白色“米泔水”样便见于
A. 霍乱　B. 肛裂　C. 阿米巴痢疾　D. 下消化道出血
E. 上消化道出血

134. 使用直肠栓剂插入法时病人取
A. 侧卧位　B. 仰卧位　C. 俯卧位　D. 膝胸卧位
E. 截石位

135. 用于物品消毒时，应选用 30 W 紫外线灯管，有效距离为
A. 1～2 m　B. 0.5～1.5 m　C. 25～60 cm　D. 50～80 cm
E. 50～100 cm

136. 连续使用的氧气湿化瓶的湿化液应该用

A. 白开水　B. 自来水　C. 凉开水　D. 无菌水
E. 蒸馏水

137. 无菌持物钳干燥保存法，开包后应更换的时间是
A. 3～6 小时　B. 4～8 小时　C. 2～4 小时　D. 5～7 小时
E. 10～12 小时

138. 非感染病人用过的医疗器材和物品消毒处理措施为
A. 彻底清洗干净，再消毒或灭菌
B. 先去污染，彻底清洁干净，再消毒或灭菌
C. 先消毒，再清洗，再消毒或灭菌
D. 消毒或灭菌
E. 灭菌

139. 手术器具及物品，各种穿刺针、注射器，首选的灭菌方法是
A. 过氧乙酸浸泡 30 分钟　B. 高压蒸气灭菌
C. 戊二醛浸泡 10 小时　D. 福尔马林熏蒸 24 小时
E. 过氧化氢浸泡 1 小时

140. 患者，男，42 岁。因病情需要现需做碘过敏试验，下列说法中正确的是
A. 过敏试验阴性者，造影时不会发生过敏反应
B. 试验方法包括口服法、眼结膜试验法
C. 皮内注射试验时，皮丘直径超过 2 cm 即可判断为阳性
D. 口服后出现眩晕、心慌等表现即可判断为阳性
E. 静脉注射造影剂前不用做皮内试验

141. 医院Ⅱ类环境空气、物体表面、医务人员手细菌菌落总数卫生标准是
A. ≤10 cfu/m^3、≤5 cfu/cm^2、≤5 cfu/cm^2　B. ≤200 cfu/m^3、≤5 cfu/cm^2、≤5 cfu/cm^2
C. ≤100 cfu/m^3、≤5 cfu/cm^2、≤5 cfu/cm^2　D. ≤500 cfu/m^3、≤10 cfu/cm^2、≤10 cfu/cm^2
E. ≤300 cfu/m^3、≤15 cfu/cm^2、≤5 cfu/cm^2

142. 患者，男，62 岁，车祸撞伤头部，出现深昏迷，脑干反射消失，脑电波消失，无自主呼吸。患者的表现应属于
A. 濒死期　B. 临床死亡期　C. 生物学死亡期　D. 疾病晚期
E. 脑死亡期

143. 患者，男，52 岁。主诉右上腹疼痛来院，医生查体不配合，病人疼痛严重，辗转反侧，坐卧不宁。该患者的体位属于
A. 主动体位　B. 被动体位　C. 强迫体位　D. 俯卧体位
E. 仰卧体位

144. 口腔科器械消毒灭菌程序是
A. 清洗—消毒灭菌
B. 去污染—清洗
C. 消毒—清洗—消毒灭菌
D. 去污染—清洗—消毒灭菌
E. 消毒—去污染—消毒灭菌

145. 启封抽吸的各种溶媒最好采用小包装，使用的启封溶媒一般不得超过
A. 10 小时
B. 12 小时
C. 24 小时
D. 8 小时
E. 18 小时

146. 纽曼健康系统模式中，下列哪项为基础的护理概念性框架
A. 全面性
B. 闭合性
C. 原则性
D. 开放性
E. 中心性

147. 医院感染微生物学监测采样后应尽快送检，其时限不得超过
A. 3 小时
B. 4 小时
C. 6 小时
D. 2 小时
E. 8 小时

148. 可降低血液黏稠度、改善微循环和抗血栓形成的胶体溶液是
A. 高分子右旋糖酐
B. 低分子羟乙基淀粉
C. 浓缩白蛋白注射液
D. 水解蛋白注射液
E. 低分子右旋糖酐

149. 关于颈外静脉输液穿刺点的选择，正确的是
A. 下颌角和锁骨上缘中点连线之上 1/3 处，颈外静脉外缘进针
B. 下颌角和锁骨下缘中点连线之下 1/3 处，颈外静脉外缘进针
C. 下颌角和锁骨上缘中点连线之上 1/2 处，颈外静脉内缘进针
D. 下颌角和锁骨上缘中点连线之下 1/2 处，颈外静脉外缘进针
E. 下颌角和锁骨上缘中点连线之下 1/3 处，颈外静脉外缘进针

150. 静脉留置针穿刺置管时，结扎止血带应距穿刺点上方
A. 6 cm 处
B. 7 cm 处
C. 8 cm 处
D. 9 cm 处
E. 10 cm 处

151. 关于输液反应中发热反应的预防措施，叙述不正确的是
A. 严格检查药液质量
B. 严格检查输液用具的包装
C. 严格检查无菌物品的灭菌有效期
D. 预防性使用抗过敏药物
E. 严格无菌技术操作

152. 最常见的输血反应是
A. 过敏反应
B. 发热反应
C. 溶血反应
D. 循环负荷过重
E. 枸橼酸钠中毒反应

153. 属于临时医嘱的是
A. 病危 B. 转科 C. 一级护理 D. 流质饮食
E. 氧气吸入

154. 空气栓塞时心前区听诊可闻及
A. 奔马律 B. 舒张期隆隆样杂音
C. 第一心音亢进 D. 水泡声
E. 收缩期吹风样杂音

155. 对严重感染的病人采取静脉输血治疗的目的是
A. 补充血容量 B. 纠正贫血 C. 输入抗体、补体 D. 增加白蛋白
E. 排除有害物质

156. 库存血保存的适宜温度为
A. 2 ℃ B. 3 ℃ C. 4 ℃ D. 5 ℃
E. 6 ℃

157. 护士小张从血库取回冰冻血浆，为病人输注前欲放入温水中融化，适宜的水温为
A. 35 ℃ B. 37 ℃ C. 39 ℃ D. 41 ℃
E. 43 ℃

158. 用冷或用热超过一定时间，产生与生理反应相反的作用，这种现象称为
A. 解痉作用 B. 防卫效应 C. 继发效应 D. 病理作用
E. 生理作用

159. 扁桃体摘除术后使用冷疗法的目的是
A. 减轻局部充血或出血 B. 减轻疼痛
C. 降低体温 D. 控制炎症扩散
E. 促进血液循环，利于创面愈合

160. 温水（或乙醇）擦浴时应将热水袋放置在
A. 头部 B. 腹部 C. 腹股沟 D. 膝部
E. 足底

161. 使用化学制冷袋时，除常规观察项目外，还应特别注意观察
A. 瞳孔的变化 B. 化学制冷袋有无破损、漏液现象
C. 患者的心理状态 D. 体温的变化
E. 患者尿量

162. 热疗适用于
A. 心、肝、肾功能不全 B. 皮肤湿疹

C. 恶性肿瘤　　D. 末梢循环不良
E. 孕妇

163. 成人使用热水袋的水温应是
A. 90～100 ℃　　B. 80～90 ℃　　C. 70～80 ℃　　D. 60～70 ℃
E. 50～60 ℃

164. 呕吐量超过 300 ml，但呕吐内容物为一些食物，应考虑
A. 胆汁反流　　B. 急性大出血　　C. 陈旧性出血　　D. 幽门梗阻
E. 以上都是

165. 依据患者 GCS 量表得分情况可判断病人的预后。患者得分在 7～0 分，为
A. 预后差　　B. 预后不良
C. 预后良好　　D. 患者可完全恢复
E. 以上都不是

166. 正常瞳孔于光亮处瞳孔收缩，昏暗处瞳孔扩大，称为
A. 瞳孔对光反应灵敏　　B. 瞳孔对光反应迟钝
C. 瞳孔对光反应消失　　D. 虹膜粘连
E. 以上都不对

167. 癌症发热属于
A. 稽留热　　B. 弛张热　　C. 间歇热　　D. 不规则热
E. 回归热

168. 正常脉搏在安静状态下跳动和间隔时间分别是
A. 不规则，相等　　B. 规则，可不等
C. 规则，相等　　D. 不规则，不相等
E. 以上都不是

169. 毒药及麻醉药的最主要的保管原则是
A. 药名应用中、外文对照　　B. 应加锁，专人管理并认真交班
C. 装密封瓶中保存，放于阴凉处　　D. 药瓶上应有明显标签，用黑色边
E. 与内服药、外用药分别放置

170. 脑死亡的诊断需排除的情况是
A. 休克　　B. 心肺脑衰竭　　C. 中枢神经抑制剂的影响
D. 高体温　　E. 肾衰竭

171. 甲亢患者宜进饮食为
A. 普通饮食　　B. 低脂肪　　C. 低胆固醇　　D. 高蛋白

E. 高热量

172. 股动脉搏动点位于

A. 髂前上棘和耻骨结节连线的中点　　B. 髂嵴和坐骨支连线的中点
C. 髂嵴与耻骨联合连线的中点　　D. 耻骨联合上方 1～2 cm 处
E. 髂前上棘与脐连线的外上 1/3 交界处

173. 大量腹水的患者最宜采取的体位是

A. 平卧位　B. 侧卧位　C. 坐位　D. 半卧位
E. 头高脚低位

174. 患者男性，56 岁。前列腺严重肥大，体质虚弱而膀胱高度膨胀，最佳排尿方法是

A. 热敷下腹部　B. 按摩下腹部　C. 针灸　D. 导尿
E. 听流水声

175. 患者男性，35 岁。因肝硬化致上消化道大出血行加压输血治疗。期间患者主诉胸闷不适，继而出现呼吸困难、严重发绀，听诊心前区可闻及一个响亮、持续的“水泡声”。该患者可能发生了

A. 心肌梗死　B. 心力衰竭　C. 空气栓塞　D. 过敏反应
E. 溶血反应

176. 患者女性，28 岁。因输卵管妊娠破裂行急诊手术，术中拟行自体输血，要求其血液流入腹腔的时限为

A. 14 小时以内　B. 16 小时以内　C. 18 小时以内　D. 20 小时以内
E. 24 小时以内

177. 患者男，60 岁。患失眠症，遵医嘱给予 10%水合氯醛 20 ml，9 pm 做保留灌肠。正确的操作是

A. 灌肠液的温度为 28 ℃　　B. 嘱病人右侧卧位
C. 液面与肛门距离 35～40 cm　　D. 将臀部垫高 10 cm
E. 将肛管插入直肠 7～10 cm

178. 接触传染病人后刷洗双手，正确的顺序是

A. 前臂，腕部，指甲，指缝，手指，手背，手掌
B. 手掌，腕部，手指，前臂，指甲，指缝，手背
C. 前臂，腕部，手背，手掌，手指，指缝，指甲
D. 手指，指甲，指缝，手背，手掌，腕部，前臂
E. 腕部，前臂，手掌，手背，手指，指甲，指缝

179. 使用冰袋降温的主要散热方式是

A. 挥发　B. 蒸发　C. 散发　D. 传导

E. 对流

180. 患者男性，43 岁。患风湿性关节炎多年，双下肢活动轻度受限，需要在康复科门诊接受治疗，护士应当为患者设计的护理系统是

A. 全补偿护理系统　　B. 部分补偿护理系统

C. 支持–教育护理系统　　D. 自理缺陷辅助护理系统

E. 健康支持护理系统

181. 患者，35 岁。脱水行补液治疗，欲输液总量为 4000 ml，滴速为 60 滴/分，所用输液器滴系数为 20，约需时间为

A. 16 小时　　B. 18 小时　　C. 20 小时　　D. 22 小时

E. 24 小时

182. 护士小李从血库取回血小板浓缩悬液，因故当天未予患者输注，则其保存温度和时限为

A. 20 ℃，24 小时　　B. 20 ℃，48 小时　　C. 22 ℃，24 小时　　D. 22 ℃，48 小时

E. 24 ℃，24 小时

183. 患者男性，36 岁。已确诊为“白血病”1 年，患者对自己的病情非常了解。患者喜欢独处，睡眠时间增加，情感减退。其属于临终病人的阶段是

A. 否认期　　B. 愤怒期　　C. 协议期　　D. 忧郁期

E. 接受期

A3 型题

（184～185 题共用题干）

某护士由于错误使用抢救药物，导致抢救失败，病人死亡。

184. 护士的行为属于

A. 一级医疗事故　　B. 二级医疗事故　　C. 三级医疗事故　　D. 四级医疗事故

E. 医疗差错

185. 刑法规定此行为属于

A. 警告处分　　B. 吊销执业许可证

C. 责令限期停业整顿　　D. 三年以下有期徒刑或拘役

E. 行政处分或纪律处分

（186～187 题共用题干）

护士李某在执行医嘱时发现有疑问，但想到是医师的决定应该不会出错，所以未提出质疑，导致患者接受治疗后出现严重不良反应。

186. 此时负责的责任人是

A. 李某　　B. 医师

C. 患者　D. 李某和医师共同
E. 李某和医师都不需要

187. 如果李某在执行医嘱时发现医嘱的错误可以
A. 继续执行　B. 拒绝执行并提出质疑和申辩
C. 交给他人执行　D. 自行篡改医嘱
E. 不予理会

（188～189 题共用题干）
某患者要做盆腔 B 超，护士未告知患者提前憋尿，影响了检查的正常进行。

188. 此行为属于
A. 犯罪行为　B. 疏忽大意行为　C. 渎职行为　D. 违反规定行为
E. 侵权行为

189. 如果医护人员进行 B 超检查时大面积暴露患者，此行为属于
A. 犯罪行为　B. 疏忽大意行为　C. 渎职行为　D. 违反规定行为
E. 侵权行为

（190～191 题共用题干）
需要层次分类即生理需要、安全需要、爱与归属的需要、尊敬与被尊敬的需要、自我实现的需要。

190. 对病人的生存而言，最重要的是
A. 生理需要　B. 安全需要
C. 爱与归属的需要　D. 尊敬与被尊敬的需要
E. 自我实现的需要

191. 最有可能影响自尊需要的问题是
A. 害怕手术引起的恐惧　B. 食物过敏导致的全身瘙痒
C. 化疗脱发导致的秃顶　D. 供养不足导致的疲乏无力
E. 心功能不全导致的下肢水肿

（192～193 题共用题干）
患者男性，28 岁。支气管炎予超声雾化吸入。

192. 需要先配的雾化药是
A. 庆大霉素　B. 糜蛋白酶　C. 氨茶碱　D. 地塞米松
E. 沐舒坦

193. 其中消炎的药物是
A. 庆大霉素　B. 糜蛋白酶　C. 氨茶碱　D. 地塞米松
E. 沐舒坦

（194～195 题共用题干）

患者男性，28 岁。化脓性扁桃体炎遵医嘱给予青霉素肌内注射，青霉素过敏试验（–）。

194. 此病人肌内注射部位是

A. 股外侧肌　B. 三角肌　C. 臀小肌　D. 臀中肌

E. 臀大肌

195. 进针角度为

A. 90°　B. 45°　C. 30°　D. 15。

E. 5°

（196～197 题共用题干）

患者女性，42 岁。因午后低热，夜间盗汗、咳嗽、乏力，诊断为肺结核。

196. 采用的隔离种类是

A. 空气隔离　B. 接触隔离　C. 飞沫隔离　D. 严密隔离

E. 血液–体液隔离

197. 对病人采取的隔离措施中不妥的是

A. 同一病原菌感染者可住同一病室

B. 通道的门窗不需关闭

C. 病人离开病室，医务人员进入病室时需要戴口罩

D. 为病人准备专用痰杯，其分泌物经消毒处理后方可丢弃

E. 病室内空气消毒每日 1 次

（198～199 题共用题干）

患者男性，62 岁。直肠癌根治术后欲行全胃肠外营养治疗。

198. 该患者宜选用的静脉输液法为

A. 周围静脉输液法　B. 头皮静脉输液法

C. 颈外静脉输液法　D. 静脉留置针

E. 加压静脉输液法

199. 护士为其实施的护理操作中，正确的是

A. 封管液使用 0.5%枸橼酸钠生理盐水

B. 使用肝素原液封管

C. 长期置管者拔管时要迅速，可直接拔出

D. 拔管后按压无特殊要求

E. 枸橼酸钠生理盐水剂量为 1～2 ml

（200～202 题共用题干）

患者男性。关节扭伤 30 分钟来院就诊，经过 X 线检查未发现骨折等现象，医生诊断组织损伤，嘱其冷疗。

200. 该患者应采取的冷疗法是

A. 冰槽　B. 冰帽　C. 冷湿敷　D. 温水擦浴

E. 乙醇擦浴

201. 该患者使用冷疗的目的是

A. 减轻局部充血，并减轻疼痛　B. 控制炎症扩散

C. 降低体温　D. 止血

E. 使患者舒适

202. 使用冷疗时应注意的是

A. 受敷部位涂凡士林　B. 冷疗过程中注意观察局部皮肤情况

C. 每3～5分钟更换一次敷布　D. 持续冷敷15～20分钟

E. 以上都是

（203～207题共用题干）

某肝硬化致上消化道大出血患者，行紧急输血治疗，当血液输入10 ml后，突然出现头痛、胸闷、四肢麻木、腰背部剧痛，继而寒战、高热、黄疸，测血压85/50 mmHg。

203. 此患者可能发生了

A. 过敏反应　B. 溶血反应　C. 空气栓塞　D. 发热反应

E. 枸橼酸钠中毒反应

204. 若此时患者排尿，则尿液为

A. 乳糜尿　B. 镜下血尿　C. 肉眼血尿　D. 血红蛋白尿

E. 管型尿

205. 该反应发生的原因可能为

A. 输入致热原　B. 输入致敏物质

C. 输血前血液振荡过剧　D. 血液滴注过快

E. 患者系过敏体质

206. 若病情进一步恶化，则发生

A. 喉头水肿　B. 手足抽搐

C. 咯粉红色泡沫样痰　D. 少尿、无尿

E. 皮肤黏膜瘀斑

207. 以下处理措施中正确的是

A. 减慢输血速度，密切观察　B. 静脉注射碳酸氢钠

C. 静脉注射10%葡萄糖酸钙10 ml　D. 20%～30%乙醇湿化吸氧

E. 0.1%肾上腺素0.5～1 ml皮下注射

（208～210 题共用题干）

Maslow 需要层次论分为：生理需要、安全需要、爱与归属的需要、尊敬与被尊敬的需要、自我实现的需要。

208. 属于尊重的需要的是
    A. 宽敞的住房　　B. 被爱
    C. 实现自己的理想　　D. 自尊
    E. 丰厚的收入

209. 属于安全需要的是
    A. 避免疼痛　　B. 不受危险事情困扰
    C. 爱他人　　D. 休息
    E. 受尊重

210. 属于自我实现需要的是
    A. 受人尊敬　　B. 被爱　　C. 生活稳定　　D. 丰厚的收入
    E. 实现自己的理想

B 型题

（211～213 题共用备选答案）
    A. 普通饮食　　B. 软质饮食　　C. 流质饮食　　D. 高蛋白饮食
    E. 低盐饮食

211. 老幼病人和手术恢复期病人应选用
212. 吞咽困难的病人应选用
213. 心脏病病人应选用

（214～215 题共用备选答案）
    A. 主动–被动型模式　　B. 管理–被管理型模式
    C. 帮助–被帮助型模式　　D. 指导–合作型模式
    E. 共同参与型模式

214. 依据美国学者萨斯和苛伦德提出的观点，对于昏迷病人，护患关系属于
215. 对于一位接受过高等教育的高血压病人，属于

（216～217 题共用备选答案）
    A. 面罩法　　B. 简易呼吸器法　　C. 口对口人工呼吸　　D. 鼻塞法
    E. 呼吸机供氧法

216. 火车上突然有一位老者发生意识丧失、呼吸停止，需立即采取的急救措施是
217. 急诊抢救室有一位患者呼吸困难、面色发绀，紧急查动脉血气分析示：血氧分压为 60 mmHg，适宜选用的氧疗方法是

（218～219题共用备选答案）

A. Maslow　　B. Nanda　　C. Majory Gordon　　D. Alfaro
E. Holmes

218. 提出人类基本需要层次论的是
219. 提出功能性健康形态分类的是

（220～221题共用备选答案）

A. 地塞米松　　B. 氨茶碱　　C. 庆大霉素　　D. 卡那霉素
E. 糜蛋白酶

220. 能够减轻呼吸道黏膜水肿的药物是
221. 能够稀释痰液的药物是

（222～223题共用备选答案）

A. 肌内注射　　B. 静脉注射　　C. 吸入法　　D. 直肠给药
E. 皮肤给药

222. 药物吸收速度最快的是
223. 药物吸收速度最慢的是

（224～225题共用备选答案）

A. 库存血　　B. 新鲜血浆
C. 浓集红细胞　　D. 白细胞浓缩悬液
E. 血小板浓缩悬液

224. 凝血因子缺乏者宜选用
225. 粒细胞缺乏伴严重感染者宜选用

答案与解析

1. B。**解析**：知识性需要是指个体在认知、思想与理性方面的需要，如学习、探究事物真相、思考问题等。
2. A。**解析**：湿度过高时，蒸发作用弱，可抑制出汗，患者感到潮湿、气闷，尿液排出量增加，加重肾脏负担。
3. C。**解析**：责任制护理：其结构是以患者为中心，要求从患者入院到出院均由责任护士对患者实行8小时在岗，24小时负责制。这种护理方式，责任护士的责任明确，能较全面地了解患者情况，且文字记录书写任务较多，人员需要也较多。
4. D。**解析**：整体护理是一种护理观，它强调的是以人为中心的护理，其宗旨是以护理对象为中心。
5. B。**解析**：因为系统整体在优化原则的支配下，要素、整体和环境间相互联系、相互作用，所以产生出孤立要素所不具备的特定功能，故选B。
6. E。**解析**：潜意识是人们没有意识到的深层的心理活动部分，潜意识的心理活动是一切意识活动的基础。

7. E。**解析**：艾瑞克森将人格发展按时间顺序分为婴儿期、幼儿期、学龄前期、学龄期、青春期、青年期、成年期和老年期8个期。

8. D。**解析**：皮亚杰认为12岁后个体进入形式运思期，此期青年人思维迅速发展，进入纯粹抽象和假设的领域，能单独在心中整理自己的思想，并能按所有的可能做出判断。

认知发展过程的四个阶段

分期	年龄	特　点
感觉运动期	0～2岁	婴幼儿通过其身体的动作与感觉来认识周围的世界
前运思期	2～7岁	思维发展到了使用符号的水平，即开始使用语言来表达自己的需要，但思维尚缺乏系统性和逻辑性 以自我为中心，观察事物时只能集中于问题的一个方面而不能持久和分类
具体运思期	7～11岁	摆脱了自我为中心，能同时考虑问题的两个方面或更多方面，如能接受物体数目、长度、面积、体积和重量的改变 想法较具体，开始具有逻辑思维能力
形式运思期	12岁以后	思维迅速发展，进入纯粹抽象和假设的领域 能单独在心中整理自己的思想，并能按所有的可能性作推测和判断

9. C。**解析**：爱与归属的需要是第三层次的需要，它包括给予和得到两个方面，其他选项都囊括其中。

10. C。**解析**：温度过冷过热、光线过暗过亮、嗓音过大均属于物理性压力源。

11. A。**解析**：弹性防线是最外层的虚线圈，位于机体正常防线之外，充当机体的缓冲器和滤过器，它距正常防线越远，缓冲作用越强。

12. E。**解析**：在支持教育系统中患者有能力执行或学习一些必需的自理方法，但必须在护士的帮助下完成，所以护士的主要活动是调节其各项活动。

13. E。**解析**：罗伊认为刺激可分为三类，即主要刺激、相关刺激和固有刺激，主要刺激是指当时面对的需要立即适应的刺激。

14. A。**解析**：罗伊认为健康是“个体成为一个完整和全面的人的状态和过程”，人的完整性表现为有能力达到生存、成长、繁衍、主宰和自我实现，若个体能不断适应各种变化即能保持健康。

15. A。**解析**：佩普劳的核心思想是人际关系，其基本理论是互动，这是理解护患关系的独特见解。

16. C。**解析**：社区卫生服务以预防、保健和促进健康三个方面为主要内容。

17. C。**解析**：1995年WHO西太平洋地区办事处发表的重要文献《健康新视野》中明确指出：健康保护与健康促进是未来年代的两个核心概念。

18. C。**解析**：开放式问题没有固定的答案，是让患者自由做答。

19. B。**解析**：如果在调查患者死因时，遇有不能确定患者死因或对死因有异议时，应当在患者死亡后48小时内进行尸检。

20. A。**解析**：过失造成患者人身损害，要求必须是医务人员的过失行为所致，而非故意伤害患者，且对患者有“人身损害”的后果。
21. C。**解析**：执行医嘱不严格：如医嘱执行失误、盲目执行错误医嘱、擅自改变医嘱等。
22. D。**解析**：客观资料是护士通过观察、体检或借助诊断仪器和实验室检查获得的资料如“患者体温 37.5 ℃”“血红蛋白 70 g/L”。头痛剧烈属于主观资料。
23. B。**解析**：合作性问题，是需要医生和护士共同合作才能解决的问题，是需要护士进行监测以及发现并发症的发生和病情的变化。这些问题是护士不能独立预防或解决的。多指由于脏器的病理生理改变所致的潜在并发症。
24. B。**解析**：被动卧位：患者自己无能力变换体位，卧于他人安置的体位。适用于昏迷、瘫痪、极度衰弱的患者。
25. A。**解析**：慢波睡眠的第 I 时相入睡最浅，最容易被唤醒。
26. B。**解析**：影响舒适的因素为身体、社会、心理、环境。
27. B。**解析**：全麻术后未清醒患者宜采用去枕仰卧位，目的是防止呕吐物流入气管，引起窒息或肺部感染。
28. D。**解析**：疼痛按性质分为：灼痛、刺痛、酸痛、胀痛、压痛、钝痛、剧痛、绞痛、隐痛等。
29. B。**解析**：临时医嘱需要首先执行。长期医嘱：有效时间超过 24 小时以上，医师注明停止时间后即失效，如出院、死亡、其医嘱则自动停止。临时医嘱：有效期在 24 小时以内，指定执行的临时医嘱，应严格按指定时间内执行。临时备用医嘱：仅在 12 小时内有效，过期尚未执行则自动失效。长期备用医嘱：有效时间在 24 小时以上，经治医师注明停止时间后方失效，每次执行后应在临时医嘱内做记录。
30. E。**解析**：必需氨基酸有 8 种：亮氨酸、异亮氨酸、色氨酸、赖氨酸、蛋氨酸、缬氨酸、苏氨酸、苯丙氨酸。
31. E。**解析**：必需脂肪酸、亚油酸、亚麻酸、花生四烯酸在体内不能合成，必须由食物供给。
32. A。**解析**：低盐饮食，限制成人进食盐量为＜2 g/d，其中，含钠 0.8 g 或酱油 10 ml/d，但不包括食物内自然含的氯化钠。
33. E。**解析**：做胆囊造影检查前一日中午进食高脂肪餐，以刺激肠黏膜产生胆囊收缩素，引起胆囊收缩和排空，有助于显影剂进入胆囊。前一日晚餐进无脂肪、低蛋白、高糖类饮食，晚餐后服造影剂，禁食、水至次日上午。
34. D。**解析**：对膀胱高度膨胀的患者，放尿速度不可过快，一次放尿量不得超过 1000 ml，以防腹腔内压力突然降低，血液大量滞留在腹腔血管内，引起血压下降而虚脱；另外膀胱内压突然降低，也可导致膀胱黏膜急剧充血而发生血尿。
35. C。**解析**：依据题干，患者输入的血液不合格，提供血液的血站和使用血液的医院都有责任，是索赔对象。
36. B。**解析**：大量不保留灌肠的禁忌证是急腹症、消化道出血、妊娠、严重心血管疾病。
37. C。**解析**：10%水合氯醛灌肠属于保留灌肠，为保留药液，减少对肠道的刺激，注入药液速度要慢，压力要小。

38. C。**解析：**链霉素过敏性休克时，使用葡萄糖酸钙的目的是钙离子可与链霉素结合，从而减轻链霉素的毒性症状。
39. B。**解析：**2岁以下婴幼儿因臀部肌肉发育不完善，臀大肌注射有损伤坐骨神经的危险，应选用臀中肌、臀小肌注射。
40. B。**解析：**已感染的患者是重要的感染源，因已感染患者的体内排出病原微生物较多，且病原微生物常具有抗药性，极易在易感者体内定植。
41. D。**解析：**使用中的紫外线灯管强度不应低于70 μW/cm^2，强度一旦降低应及时更换灯管。
42. D。**解析：**卫生部规定2%戊二醛浸泡灭菌时间不得小于10小时。
43. C。**解析：**发生空气栓塞时，患者首先表现为胸闷异常不适或胸骨后疼痛，随之出现呼吸困难和严重发绀，有濒死感。心前区听诊可闻及响亮的、持续的“水泡声”。
44. B。**解析：**因大量输血随之输入大量枸橼酸钠，如肝功能不全，枸橼酸钠尚未氧化即和血中游离钙结合而使血钙下降，以致凝血功能障碍、毛细血管张力减低、血管收缩不良和心肌收缩无力等。故输入库存血1000 ml以上时，须按医嘱静脉注射10%葡萄糖酸钙或氯化钙10 ml以补充钙离子。
45. D。**解析：**冷疗法可降低血液循环，增加组织损伤且影响伤口愈合，尤其大范围组织损伤，应绝对禁止。
46. B。**解析：**温水（或乙醇）擦浴时，胸前区、腹部、后颈、足底为擦浴的禁忌部位，擦至腋窝、肘窝、手心、腹股沟、腘窝处稍用力并延长停留时间。这些部位对冷刺激敏感容易引起腹泻、冻伤及反射性心率减慢等。
47. E。**解析：**脑室引流时，护理人员应重点观察：脑室引流是否通畅；引流管有无扭曲、受压；引流袋悬挂高度应高于脑平面10～20 cm，以维持正常颅内压；脑室引流液性状、颜色、量。
48. D。**解析：**在临床死亡期，中枢神经系统的抑制过程已由大脑皮质扩散到皮质下，延髓处于抑制状态。
49. C。**解析：**桑德斯博士于1976年在英国创办了第一所临终关怀医院。
50. C。**解析：**呼吸机撤离的指征包括：神志清楚，呼吸困难的症状消失，缺氧完全纠正。血气分析基本正常；心功能良好，生命体征稳定，无严重心律失常，无威胁生命的并发症。
51. E。**解析：**经过人工呼吸后，患者恢复自主呼吸，判断指标为：患者胸部起伏，听诊有呼吸音，面部靠近患者口鼻可以感到气体逸出，呼吸微弱时用棉花接近口鼻可见吹动。
52. C。**解析：**在心肺复苏过程中，为保证心肺复苏的持续有效，操作中途换人或互换，中断时间均不得超过5～7秒。
53. C。**解析：**漏斗洗胃的正确过程：是利用虹吸的原理，排除胃内容物及毒物的一种方法。洗胃时患者可以取坐位或半坐位，较重者取左侧卧位。洗胃管插入深度大约为45～55 cm；证实胃管在胃内后，应先将漏斗放置低于胃部的位置，挤捏橡胶球，抽尽胃内容物。再举高漏斗至头部以上 30～50 cm，缓慢将洗胃溶液倒入漏斗约 300～500 ml。幽门梗阻患者洗胃在饭后 4～6 小时进行。

54. A。**解析**：1992 年北京医科大学开设护理学硕士研究生教育。

55. C。**解析**：塞利认为，压力是人体应对环境刺激而产生的非特异性反应。

56. D。**解析**：奥伦自理理论与护理实践的关系：①评估病人的自理能力和自理需要。②根据病人自理需要和护理能力，选择合适的护理系统。③实施护理措施。

57. A。**解析**：间歇热指高热与正常体温交替出现，发热时体温骤升达 39 ℃以上，持续数小时或更长时间，然后快速下降至正常，经数小时、数天的间歇，又再次发作。常见于疟疾。

58. D。**解析**：原始资料和现场实物均应在医患双方共同在场时封存和启封，防止涂改、伪造和销毁。因抢救病人未能及时书写病历的，应在抢救结束后 6 小时内据实补记，并注明。

59. B。**解析**：根据对患者人身造成的损害程度，将医疗事故分为四级：一级医疗事故：造成患者死亡、重度残疾的；二级医疗事故：造成患者中度残疾、器官组织损伤导致严重功能障碍的；三级医疗事故：造成患者轻度残疾、器官组织损伤导致一般功能障碍的；四级医疗事故：造成患者明显人身损害的其他后果的。

60. A。**解析**：护理记录单采用 PIO 格式进行记录：P（problem）：病人的健康问题；I（intervention）：针对病人的健康问题所采取的护理措施；O（outcome）：护理后的效果。

61. C。**解析**：护理诊断的陈述方式包括三个要素：问题（P），即护理诊断的名称；相关因素（E），多用“与……有关”来陈述；症状和体征（S）。又称为 PES 公式。PSE 公式多用于现存的护理诊断。如：低效性呼吸形态：发绀、呼吸急促：与胸部疼痛有关；体温过高：发热：与细菌的感染有关。

62. D。**解析**：卧位性质及作用

<table>
<tr><td rowspan="3">根据卧位自主性分类</td><td>主动卧位</td><td>病人根据自己习惯随意采取的舒适体位。适用于轻症病人</td></tr>
<tr><td>被动卧位</td><td>病人自己无能力变换体位，卧于他人安置的体位。适用昏迷、瘫痪、极度衰弱的病人</td></tr>
<tr><td>被迫卧位</td><td>病人意识清楚，也有变换体位的能力，但为了减轻痛苦或治疗需要而被迫采取的体位。如哮喘引起呼吸困难的病人常采取端坐位，膀胱镜检查采取截石位等</td></tr>
<tr><td rowspan="2">根据卧位的平稳性分类</td><td>稳定性卧位</td><td>身体支撑面大，重心低，平稳，如平卧位</td></tr>
<tr><td>不稳定性卧位</td><td>身体支撑面小，重心较高，难以平稳，如身体姿势不正确的侧卧位、半坐卧位</td></tr>
</table>

63. D。**解析**：机体活动能力分度：0 度：完全独立，可自由活动；1 度：需要使用设备或器械（如拐杖、轮椅）；2 度：需要他人的帮助、监护和教育；3 度：既需要他人的帮助，也需要设备或器械；4 度：完全不能独立，不能参加活动。

64. E。**解析**：急性穿孔性阑尾炎术后采取半卧位或斜坡卧位，可以减轻腹壁张力，有助于

缓解疼痛。

65. A。**解析**：潜血试验前 3 天禁食肉类、动物血、肝脏、含铁剂药物及绿色蔬菜，以免产生假阳性反应。可食用牛奶、豆制品、冬瓜、白菜、土豆、粉丝、马铃薯等。

66. A。**解析**：消化不良的病人，粪便呈酸臭味。上消化道出血的柏油样便呈腥臭味；直肠溃疡或肠癌者，粪便呈腐臭味。

67. A。**解析**：易挥发、潮解、风化的药物：乙醇、糖衣片、酵母片等，应装密封瓶并盖紧。

68. C。**解析**：超声雾化吸入法是应用超声波能将药液变成细微的气雾，再由呼吸道吸入的方法。其雾量大小可以调节，雾滴小而均匀，药液可随深而慢的吸气到达终末支气管和肺泡。

69. A。**解析**：局部麻醉应在实施局部麻醉处皮内注射。

70. D。**解析**：灭菌剂有：0.2%过氧乙酸，2%戊二醛，37%～40%甲醛等。高效消毒剂：含氯消毒剂、过氧化氢。中效消毒剂：碘酊、乙醇、碘伏。低效消毒剂：氯己定。

71. B。**解析**：医院感染管理规定：抽出的药液、开启的静脉输液用无菌液体须注明时间，超过 2 小时后不得使用。

72. C。**解析**：供应室无菌区属于Ⅱ类环境，清洁区属于Ⅲ类环境。

环境类别	范　围
Ⅰ类	层流洁净手术室及病房
Ⅱ类	普通手术室、产房、婴儿和早产儿室、普通保护性隔离室、供应室无菌区、烧伤和重症监护病房
Ⅲ类	儿科病房、妇产科检查室、注射室、换药室、供应室清洁区、急诊室、化验室、各类普通病房和诊室
Ⅳ类	传染病科及病房

73. A。**解析**：2%戊二醛常用于浸泡不耐热的医疗器械、精密仪器，如内镜等，消毒时间 20～45 分钟，灭菌时间 10 小时。

74. A。**解析**：空气进入静脉，经右心房到右心室，空气量少，被右心室压入肺动脉，分散进入肺小动脉，经毛细血管吸收；空气量大，在右心室内阻塞肺动脉入口，血液不能进入肺内，引起严重缺氧甚至死亡。

75. C。**解析**：凡红细胞含 D 抗原者为 Rh 阳性，否则为阴性。

76. C。**解析**：冰帽和冰槽使用的注意事项：①两耳内塞不脱脂棉、凡士林纱布覆盖双眼。②注意观察，防止冻伤，注意观察心率。③维持肛温在 33 ℃左右，≥30 ℃，以防心室颤动等并发症出现。

77. C。**解析**：使用烤灯时，灯距为 30～50 cm，治疗时间为 20～30 分钟，应观察有无过热、心慌、头晕感觉及皮肤反应，皮肤出现红斑为剂量合适。

78. A。**解析**：尿毒症、肝性脑病应低蛋白饮食。尿毒症患者选择优质动物蛋白、肝性脑病恢复期选择植物蛋白。

79. D。**解析**：WHO对健康的定义：健康不但是没有疾病和身体缺陷，还要有完整的生理、心理状况与良好的社会适应能力。

80. D。**解析**：氧中毒是指机体吸入高于一定压力的氧一定时间后，某些系统或器官的功能与结构发生病理性变化而表现的病症。表现为烦躁、呼吸心率增快、血压上升，继而出现呼吸困难、发绀、昏迷。

81. A。**解析**：磷化锌易溶于油类，忌用鸡蛋、牛奶、油类等脂肪类食物。

82. A。

83. A。**解析**：微量元素又称痕量元素，包括铁、铜、锌、钴、锰、铬、硒、钒、碘、氟、硅、镍、锡、钼等14种，它们在人体内含量极少，只占体重的万分之一

84. D。**解析**：冠心病患者使用的舌下含服药能扩张心脏冠状动脉，同时也能扩张身体周围的动脉。患者舌下含药时，最宜采取半卧位姿势。因为用半卧位姿势时，可使回心血量减少，减轻心脏负担，使心肌供氧量相对满足自身需要，从而缓解绞痛。如果病人用平卧位姿势，会使回心血量增加，心肌耗氧量增加，使药物作用减弱，起不到良好的止痛作用。

85. B。**解析**：碘伏为中效消毒剂，用于皮肤和黏膜等的消毒。

86. B。**解析**：国际护士节是每年的5月12日，是为纪念现代护理学科的创始人弗洛伦斯·南丁格尔于1912年设立的节日。

87. C。**解析**：人、健康、环境和护理，被公认为是影响和决定护理实践的四个最基本的概念。其中，人是核心，即护理实践是以人的健康为中心的活动。缺少四个基本概念中的任何一个因素，护理都不可能发展成为一门学科，也不可能步入专业实践的领域。

88. C。**解析**：病床距离应≥1米。

89. A。**解析**：鼻饲法适用于不能经口进食的患者。如：昏迷患者、口腔疾病及口腔手术后的患者、上消化道肿瘤引起吞咽困难的患者（A）、早产儿、病情危重的患者等。

90. B。**解析**：应单独清洗，防止交叉感染，其次彻底消毒。

91. A。**解析**：自我是大脑中作用于本我与外部世界的一种特殊结构，其功能是在本我的冲动和超我的控制发生对抗时进行平衡。自我考虑现实，遵循唯实原则。

92. A。**解析**：人际间的压力源指来自于两个或多个个体之间的压力，如夫妻关系、上下级关系、护患关系紧张，父母与子女间的角色期望冲突等。

93. A。**解析**：健康偏离性自理需要指病理状态下产生的需要。

94. C。**解析**：协议期：病人愤怒的心理消失，接受临终的事实。病人为了尽量延长生命，做出许多承诺作为交换条件，出现“请让我好起来，我一定……”的心理。此期病人变得和善，对自己的病情抱有希望，能配合治疗。

95. E。**解析**：口腔护理溶液的作用：①0.1%醋酸溶液：用于铜绿假单胞菌感染；②1%～4%碳酸氢钠溶液：为碱性溶液，用于真菌感染；③1%～3%过氧化氢溶液：遇有机物时，放出新生氧，抗菌除臭；④0.02%呋喃西林溶液：清洁口腔，广谱抗菌；⑤朵贝尔溶液（复方硼酸溶液）：轻微抑菌，除臭。该病人症状应为铜绿假单胞菌感染，选用0.1%醋酸溶液。

96. B。**解析**：医嘱有明显错误时，护理人员可以拒绝执行。
97. D。**解析**：《中华人民共和国护士管理办法》中规定护士执业注册有效期为 5 年，需连续注册（A 错误）；中断注册者超过 3 年的，还应当提交在省、自治区、直辖市人民政府卫生行政部门规定的教学、综合医院接受 3 个月临床护理培训并考核合格的证明（B、C 错误）；护士在执业中得悉就医者的隐私，不得泄露，但法律另有规定的除外（E 错误）；护生进行专业实习须在护士的指导下进行（D 正确）。
98. A。**解析**：最新的条例于 2002 年 2 月 20 日国务院第 55 次常务会议通过，于 2002 年 9 月 1 日起公布施行，共计七章六十三条。
99. B。**解析**：医疗事故是指医疗机构及其医务人员在医疗活动中，违反医疗卫生管理法律、行政法规、部门规章和诊疗护理规范、常规等，过失造成病人人身损害的事故。
100. D。**解析**：护理程序的 5 个步骤相互联系、相互依赖、相互影响，是一个循环往复的过程。
101. C。**解析**：护士的角色主要有：照顾者、教导者、咨询者、管理者、协调者、研究者。
102. E。**解析**：交谈时仔细倾听与病情相关的事情，并不是任何事情都需要倾听。
103. D。**解析**：肝胆胰疾病的饮食护理要求低脂、高糖、高蛋白、高维生素饮食。
104. C。**解析**：免疫接种史主要是针对儿童患者需要详细收集的健康资料，一般成人不需询问。
105. A。**解析**：睡眠指周期发生的知觉的特殊状态，由不同时相组成，对周围的环境可相对的不做出反应。
106. C。**解析**：三级预防是针对发病后期患病人群采取康复措施，如功能性康复、心理康复等。根据此界定，可以判断该题选择三级预防。
107. C。**解析**：无自主意识或者自制力差的人为了避免受伤害，需要使用保护器具。只是视力模糊，并没有自制力缺陷，不需要使用保护器具。
108. A。**解析**：ROM 练习维持关节可动性、防止关节痉挛和形成粘连、恢复和改善关节功能。ROM 练习并不能纠正关节脱位。
109. B。**解析**：蜂蜜，苹果、梨以及芒果等热带水果含果糖较多。
110. D。**解析**：低糖、低盐饮食属于治疗饮食不属于基本饮食。
111. A。**解析**：胃管插入的长度是耳垂到鼻尖的距离加上鼻尖到剑凸的距离，成人一般是 45～55 cm。
112. D。**解析**：见回血后，证实针头已入静脉，可再顺静脉进针少许，松开止血带，嘱病人松拳，固定针头，然后缓慢注入药液。
113. A。**解析**：心肺疾病引起呼吸困难的病人采用半坐卧位，可利用重力作用，使膈肌位置下降，胸腔容积扩大，同时也减轻内脏对心肺的压力，使呼吸困难得到改善。
114. C。**解析**：评分法测量：①数字评分法：数字代替文字表示疼痛程度。将一条直线等分 10 段，一端为“0”代表无痛，另一端为“10”代表剧烈疼痛。病人选择一个能代表自己疼痛感受的数字表示疼痛程度。②文字描述评分法：将一条直线等分 5 份，每个点描述疼痛的不同程度，即：无痛、微痛、中度疼痛、重度疼痛、剧痛、不能忍受的疼痛。病人选择一个能代表自己疼痛感受的程度。③视觉模拟评分法：用一条直线，不作任何划分，分别在直线两端分别注明不痛和剧痛。病人根据自己对疼痛的感受在线上标记疼痛程度。也可以用面部表情评分。评估测量法不包括健康状况评分。

115. C。**解析**：肌力分级：0 级，完全瘫痪；1 级，肌肉可收缩，但是不能动；2 级，肢体可以动，但是不能抬起；3 级，肢体可以抬起，但是不能对抗阻力；4 级，肢体可以对抗阻力；5 级，完全正常。

116. B。**解析**：正常尿液酸碱度：pH 为 4.5～7.5，平均值为 6

117. D。**解析**：开启密封瓶瓶盖后，除去铝盖的中央部分，用碘酒、乙醇消毒瓶盖，待干再抽吸药液。

118. B。**解析**：男性尿道长 18～20 cm，有两个弯曲，即耻骨前弯和耻骨下弯，提起阴茎与腹壁呈 60° 角时可使耻骨前弯消失。

119. E。**解析**：尿潴留的病人一次放尿不多于 1000 ml，防止血尿和虚脱的发生。

120. D。**解析**：常用冲洗液有 0.02%呋喃西林、0.02%雷佛奴尔、3%硼酸及等渗盐水等，水温 38 ℃～40 ℃。

121. A。**解析**：0.1%～0.2%肥皂水灌肠，软化和清除粪便，清洁肠道，高热病人降温。

122. B。**解析**：直肠、肛门狭窄时，粪便呈扁条形或带状；当消化不良或急性肠炎时，排便次数可增多，且粪便呈糊状或水样。便秘时，粪便干结、坚硬，呈栗子样。

123. B。**解析**：生物制剂需要在低温下保存，如白蛋白、胰岛素、破伤风抗毒素、转移因子、胎盘球蛋白及各种疫苗等。此外配制的皮肤过敏试验液亦应置低温保存。

124. A。**解析**：可待因的作用与吗啡相似，但比吗啡弱。其镇痛作用按等效剂量算，为吗啡的 1/2，但比解热镇痛药略强。长期服用会成瘾。属于严格管制药品。

125. B。**解析**：氧气雾化吸入疗法的原理为应用高速氧气把药物变成细微的雾状颗粒，随着自然呼吸直接将药物吸入呼吸道，沉降于下气道或肺泡，达到稀释痰液、利于排痰、消炎、解痉、平喘的目的。

126. D。**解析**：有些药一开封必须在几个小时内使用，不然就无效了，还会被污染了。

127. C。**解析**：注射时皮肤消毒的范围为 5 cm×5 cm。

128. C。**解析**：青霉素过敏属于Ⅰ型超敏反应，主要由特异性抗体 IgE 介导。

129. C。**解析**：在皮内试验和用药过程中，严密观察过敏反应：很多严重的药物过敏反应发生于药物注射后 5～15 分钟内，应让病人注射后在室内停留 20 分钟（尤其首次注射青霉素者），如无不良反应再离开，以免病人在途中发生意外，造成救治困难。皮试观察期间嘱咐病人：不可用手拭去药液和按压皮丘；20 分钟内不可离开、不可剧烈活动；如有不适及时联系。

130. D。**解析**：脱敏注射的方法如下：原液 1500 IU 的 0.1 ml、0.2 ml、0.3 ml、0.4 ml 用稀释液稀释至 1 ml，分次肌内注射，每针次间隔 20 分钟。此外，整个脱敏注射结束后要观察 30 分钟，若无不适反应后方可注射。

131. B。**解析**：外伤性脊髓损伤时排尿动力障碍所致的尿潴留，属于动力性梗阻。①机械性梗阻：膀胱颈部、尿道被周围结构压迫或有梗阻性病变，如前列腺肥大、肾结石或肿瘤压迫尿道，造成排尿受阻。②动力性梗阻：由排尿功能障碍引起，可见于膀胱、尿道无器质性梗阻的病变。如外伤、疾病或使用麻醉剂所致脊髓初级排尿中枢活动障碍或抑制；手术切除前列腺、子宫等膀胱邻近器官时造成支配膀胱的神经损伤。

132. C。**解析**：清晨第 1 次新鲜中段尿沉渣涂片，每高倍镜视野下细菌数＜10 个或无细菌，则通常中段尿培养阴性或菌落计数＜10^3/ml；细菌数达 15～20 个则中段尿培养菌落数＞10^5/ml。＜10^4/ml 认为无意义或污染，菌落数＞10^5/ml 可作为尿路感染诊断的根据，当菌落数 10^4～10^5/ml 为可疑。

133. A。**解析**：霍乱—米泔水样便；阿米巴痢疾—酱样便；上消化道出血—便；肛裂—便鲜红血。

134. A。**解析**：直肠栓剂给药一般采用侧卧位。

135. C。**解析**：30 W 紫外线灯管用于物品消毒时，有效照射距离为 25～60 cm，时间为 25～30 分钟（物品要摊开或挂起，扩大照射面）

136. E。**解析**：一般建议使用灭菌蒸馏水，温度最好保持在 28～32 摄氏度。

137. B。**解析**：无菌持物钳干燥保存法，开包后应更换的时间是 4~8 小时。

138. B。**解析**：应先去污染，清洗干净后再消毒或灭菌。

139. B。**解析**：高压蒸气灭菌适用于普通培养基、生理盐水、手术器械、玻璃容器及注射器、敷料等物品的灭菌。

140. D。**解析**：碘过敏试验的方法有口服法、皮内注射法、静脉注射法。静脉注射造影剂前，应先进行皮内注射试验，如结果阴性，再做静脉注射试验。皮内注射法 20 分钟观察到皮丘局部红肿、硬块、直径超过 1 cm 即可判断为阳性。口服后出现眩晕、心慌等表现可判断为阳性。过敏试验阴性者，造影时仍需要密切观察病情，以防发生过敏反应。

141. B。

环境类别	范　围	空气（cfu/m^3）	物体表面（cfu/cm^2）	医护人员手（cfu/cm^2）
Ⅰ类	层流洁净手术室、层流洁净病房	≤10	≤5	≤5
Ⅱ类	普通手术室、产房、婴儿室、早产儿室、普通保护性隔离室、供应室无菌区、烧伤病房、重症监护病房	≤200	≤5	≤5
Ⅲ类	儿科病房、妇产科检查室、注射室、换药室、治疗室、供应室清洁区、急诊室、化验室，各类普通病房和房间	≤500	≤10	≤10
Ⅳ类	传染病科及病房	—	≤15	≤15

142. B。**解析**：临床死亡期的主要特点为中枢神经系统的抑制过程已由大脑皮质扩散到皮质下部位，延髓处于极度抑制和功能丧失状态。表现为心跳、呼吸完全停止，瞳孔散大，各种反射消失。

143. C。**解析**：胆石痛、肠绞痛病人在腹痛发作时常辗转反侧，坐卧不宁，病人常采用强迫体位。

144. D。**解析**：用洗涤剂浸泡后擦洗，用 2%戊二醛浸泡 30 分钟，用灭菌水冲洗干净并擦干备用。

145. C。**解析**：使用的启封溶媒一般不得超过 24 小时。

146. D。**解析**：纽曼健康系统模式是一个综合的、以开放系统为基础的护理概念性框架。

147. B。**解析**：医院感染微生物学监测采样后尽快送检，其时限不得超过 4 小时，若样品保存于 0～4 ℃时，送检时间不得超过 24 小时。

148. E。**解析**：①中分子右旋糖酐，可扩充血容量；低分子右旋糖酐，可降低血液黏稠度，改善微循环和抗血栓形成；②低分子羟乙基淀粉：增加胶体渗透压及循环血量，急性大出血时可与全血共用；③浓缩白蛋白注射液：维持机体胶体渗透压，补充蛋白质，减轻组织水肿；④水解蛋白注射液：补充蛋白质，矫正低蛋白血症，促进组织修复。

149. A。**解析**：穿刺点为下颌角和锁骨上缘中点连线之上 1/3 处，颈外静脉外缘进针。

150. E。**解析**：静脉留置针穿刺选择血管时在穿刺点上方 10 cm 处扎压脉带，按常规进行局部皮肤消毒。

151. D。**解析**：发热反应预防：①严格检查药液质量、输液用具的包装及灭菌有效期等，严格无菌技术操作，防止致热物质进入体内。②减慢滴速或停止输液，及时与医生联系，同时注意体温变化。③寒战时适当增加盖被、热水袋保暖、热饮；高热时给予物理降温。④抗过敏药物或激素治疗。⑤保留剩余溶液和输液器，必要时送检做细菌培养，查明发热原因。

152. B。**解析**：最常见的输血反应是发热反应，最严重的是溶血反应。

153. B。**解析**：临时医嘱指一次完成的医嘱，如诊断性的一次检查、处置、临时用药，有效时间在 24 小时内。有的临时医嘱又限定执行时间，如会诊、手术、检验、X 线摄片及各项特殊检查等；有的临时医嘱需立即执行，如阿托品 0.5 mg im st。另外，出院、转科、死亡等也列入临时医嘱。

154. D。**解析**：输液中发生空气栓塞时心前区听诊可闻及响亮的、持续的“水泡声”，心电图可表现为心肌缺血和急性肺心病的改变。

155. C。**解析**：严重感染的病人输血的目的主要是输入抗体、补体增加抵抗力。

156. C。**解析**：库存血保存在 4 ℃环境中可保存 2～3 周。白细胞浓缩悬液 4 ℃保存，有效期 48 小时。血小板浓缩悬液 22 ℃保存，有效期 24 小时。冷冻血浆–30 ℃，有效期 1 年，应用时先放在 37 ℃温水中融化。干燥血浆，有效期 5 年。

157. B。**解析**：冰冻血浆在输注前放置 37 ℃水中融化，并不断轻轻地摇动血袋直至完全融化为止，水温绝对不可超过 37 ℃，如果温度过高会破坏所有凝血因子和蛋白质，保持水温的恒定，对血浆的治疗十分重要。

158. C。**解析**：用冷或用热超过一定时间，产生与生理反应相反的作用，这种现象称为继发效应。

159. A。**解析**：冷疗可使血流减慢，血液的黏稠度增加，有利于血液凝固而控制出血。

160. E。**解析**：进行温水（或乙醇）擦浴时，应将热水袋放在足底，这样可使患者舒适，间接减少头部充血。

161. B。**解析**：患者使用化学制冷袋过程中，需观察有无破损，漏液现象，以防损伤皮肤。

162. D。**解析**：热疗可使局部血管扩张，促进血液循环，将热带至全身，使体温升高，并使患者感到舒适。因此适用于末梢循环不良的患者。

163. D。**解析**：一般病人使用热水袋的水温应是 60～70 ℃，而对婴幼儿、老年人、麻醉未清醒、末梢循环不良和昏迷病人水温应控制在 50 ℃以内，以防烫伤。

164. D。**解析**：成人胃容量约为 300 ml，如呕吐量超过胃容量，应考虑有无幽门梗阻或其他异常情况。

165. B。**解析**：格拉斯哥昏迷计分法（GCS），分别对病人的睁眼、言语、运动三方面的反应进行评分，最高为 15 分，总分低于 8 分表示昏迷状态，分数越低表明意识障碍越严重。

166. A。**解析**：正常情况下，双侧瞳孔经光线照射立即缩小，移去光源后又迅速复原，称为对光反应灵敏。如瞳孔经光线照射后，其大小不随光线的刺激而变化，称为对光反应消失，常见于深昏迷或危重病人。

167. D。**解析**：不规则热—体温在 24 小时内变化不规则，持续时间不定。常见于流行性感冒、肿瘤性发热等。

168. C。**解析**：正常成人在安静状态下脉率为 60～100 次/分，跳动均匀规则，间隔时间相等；每搏强弱相同；动脉管壁光滑，柔软，富有弹性。

169. B。**解析**：剧毒药及麻醉药，不同于其他药物，其副作用很大，会直接危及患者的生命，因此其最主要的保管原则是加锁保管，用专本登记，专人管理并列入交班的内容，以确保用药安全。

170. C。**解析**：1968 年美国哈佛大学提出的脑死亡标准是：①无感受性及反应性；②无运动、无呼吸；③无反射；④脑电波平坦。上述标准 24 小时内反复复查无改变，并排除体温低于 32 ℃及中枢神经抑制剂的影响，即可做出脑死亡的诊断。

171. E。**解析**：高热量饮食的适用范围：甲状腺功能亢进、高热、大面积烧伤、肝炎和结核病等热能消耗较高的患者及产妇。

172. A。**解析**：股动脉在腹股沟中点处位置表浅，可摸到搏动，是临床上急救压迫止血和进行穿刺的部位。

173. D。**解析**：大量腹水者采用半卧位可利用重力作用使腹水处于最低位，有利于呼吸。

174. D。**解析**：一般情况下，这几种方法对于尿潴留的病人都可起到促进排尿的作用，但对于体质虚弱而膀胱高度膨胀的病人，护理的原则应是迅速缓解病人因尿潴留带来的腹部胀痛的症状，因此最佳、最有效的排尿方法是导尿。

175. C。**解析**：听诊心前区可闻及一个响亮、持续的“水泡声”，说明可能发生了空气栓塞。

176. B。**解析**：手术中收集失血回输给病人，血液流入腹腔 16 小时内，无污染和凝血时，可将血液收集起来，加入适量抗凝剂，经过过滤后输还给病人。

177. D。**解析**：保留灌肠将臀部抬高 10 cm 防止药液流出。

178. C。**解析**：正确的刷手方法：用刷子蘸肥皂水，按前臂、腕部、手背、手掌、手指、指缝、指甲顺序刷洗，每只手刷30秒，用流水冲净。按上述顺序再刷洗1次，共刷2分钟。如无洗手池设备，可将双手浸在盛有消毒液的盆中，用手刷刷洗2分钟，再在清水盆中洗净，用小毛巾或纸巾擦干。

179. D。**解析**：人体散热方式如下：

辐射散热	由一个物体表面通过电磁波的形式传至另一个与它不接触物体表面的一种方式，是主要的散热形式 皮肤与环境间的温度差：一般体表温度高于环境温度时，两者温差越大，辐射散热量越多；机体有效辐射面积：有效辐射面积越大，散热就越多
传导散热	机体的热量直接传给同它接触的温度较低的物体 传导散热量取决于所接触物体的导热性能。由于水的导热性能好，临床上采用冰袋、冰帽、温（凉）水湿敷为高热病人物理降温，就是利用传导散热的原理
对流散热	通过气体或液体的流动来交换热量的一种散热方式 对流散热量受气体或液体流动速度的影响，它们之间呈正比关系
蒸发散热	水分由液态转变为气态，同时带走大量热量

180. C。**解析**：支持–教育系统适用于病人有能力执行或学习一些必需的自理方法，但必须在护士的帮助下完成。帮助的方法有支持、指导，提供促进发展的环境或教育病人提高自理能力。

181. D。**解析**：输液所用时间（h）＝液体的总量（ml）×滴系数/每分钟滴数×60（min）

182. C。**解析**：血小板浓缩悬液保存于22 ℃环境，24小时内有效。

183. E。**解析**：临终病人在确定自己病情之后，逐渐采取接受的态度，变得喜欢独处，情感减退，静等死亡的来临。

184. A。**解析**：造成患者死亡、重度残疾的为一级医疗事故。

185. D。**解析**：医务人员由于严重不负责任，造成就诊人死亡或者严重损害就诊人身体健康的，处三年以下有期徒刑或者拘役。

186. D。**解析**：医生开错医嘱有责任，护士未提醒医生，在发现后未找医生核实也有责任。

187. B。

188. D。

189. E。

190. A。**解析**：生理需要既是最基本的需要，也是最重要的需要。

191. C。

192. B。**解析**：糜蛋白酶可以稀释痰液。

193. A。**解析**：庆大霉素属于氨基糖苷类抗生素。

194. E。

195. A。**解析**：肌内注射最常用的注射部分为臀大肌，其次为臀中肌、臀小肌、股外侧肌及三角肌，一般进针约2.5～3 cm（针头的2/3，消瘦者及病儿酌减）。进针角度 ：垂直方向刺入。

196. C。**解析**：肺结核病人一般采取呼吸道隔离

197. B。**解析**：呼吸道隔离需注意：①同一病原菌感染者可住同一病室，尽量使隔离病室远离其他病室。②门窗关闭，病人离开病室时需戴口罩。③医务人员进入病室时需戴口罩，必要时穿隔离衣。④准备专用痰杯，口、鼻分泌物经消毒处理后方可丢弃。⑤空气用消毒液喷洒或紫外线照射消毒，每天1次

198. C。

199. E。**解析**：颈外静脉输液法适用于长期静脉内滴注高浓度、刺激性强的药物，或行静脉内高营养疗法者。输液结束用0.4%枸橼酸钠生理盐水1～2 ml或肝素稀释液注入硅胶管内，将无菌静脉帽与针栓部旋紧。

200. C。**解析**：冰槽、冰帽、温水、乙醇擦浴一般用于降温。

201. A。**解析**：冷疗的目的：消炎、镇痛、解痉、降温等。

202. E。

203. B。

204. D。

205. C。

206. D。

207. B。**解析**：依据题干，患者发生了溶血反应，可出现血红蛋白尿，应立即停止输血，静脉注射碳酸氢钠维持尿pH值在7以上，将未输之血袋送回血库。

208. D。

209. B。

210. E。

211～213. B；C；E。

214～215. A；E。**解析**：护患关系：①主动–被动型：其特征为“护士为病人做什么”，护士在护患关系中占主导地位。②指导–合作型：其特征是“护理人员教会服务对象做什么”，护士在护患关系中仍占主导地位，护患双方在护理活动中都是主动的。③共同参与型：其特征为“护理人员让服务对象选择做些什么”，护患双方的关系建立在平等地位上。昏迷患者没有自主意识，只能是护士照顾病人，为主动–被动型护患关系；受过高等教育的病人，有自己的主见，护士和病人应共同合作，完成治疗。

216～217. C；A。**解析**：火车上老者突发呼吸停止，应实施心肺复苏，最简单的方法就是口对口人工呼吸。抢救时按患者血氧分压的数值应给与高流量，用面罩法，6～8 L/min。

218～219. A；C。**解析**：人类基本需要层次论的提出者是Maslow。功能性健康形态分类的提出者是Majory Gordon。

220～221. A；E。**解析**：呼吸道疾病用药：

目 的	常用药物
控制呼吸道感染	抗生素类，如庆大霉素、卡那霉素
解除支气管痉挛	氨茶碱、沙丁胺醇
稀化痰液，帮助祛痰	α–糜蛋白酶、乙酰半胱氨酸
减轻呼吸道黏膜水肿	地塞米松

222～223. B；E。**解析**：药物吸收速度由快到慢：静脉注射＞吸入＞舌下＞直肠＞肌内注射＞皮下注射＞口服＞皮肤给药。

224～225. B；D。**解析**：血浆成分制剂：临床主要用于严重肝病、凝血因子缺乏、烧伤等疾病。新鲜血浆：全血采集后6小时内分离出的血浆，或机采血浆。内含丰富的凝血因子、纤维蛋白原，用于凝血因子缺乏者。白细胞悬液主要用于中性粒细胞计数低而并发感染的患者，种类主要有：浓缩粒细胞悬液、机采粒细胞、机采淋巴细胞。

模拟试卷

模拟试卷一

A1/A2 型题

1. 每小时一次的外文缩写是
   A. DC　B. pc　C. qh　D. ac
   E. st

2. 肌内注射选用连线法划分部位时，其注射区应选择髂前上棘与尾骨两点连线的
   A. 外上 1/3 处　B. 外上 1/2 处　C. 中 1/3 处　D. 后 1/3 处
   E. 后 1/2 处

3. 关于输血时注意事项的叙述，错误的是
   A. 输血时须两人核对无误后方可输入
   B. 输入的血液内可根据需求加入药品
   C. 如用库血，必须认真检查库血质量
   D. 如发生严重反应时，应立即停止输血
   E. 根据医嘱采集血标本，要求每次只为一位患者采集

4. 休克病人留置导尿管最主要的目的是
   A. 保持床单位清洁干燥，使病人舒适
   B. 引流尿液，促进有毒物质的排泄
   C. 收集尿液标本，做细菌培养
   D. 避免尿液潴留在膀胱内
   E. 测尿量及比重，了解肾血流灌注情况

5. 临终患者最早出现的心理反应期一般是
   A. 否认期　B. 愤怒期　C. 协议期　D. 忧郁期
   E. 接受期

6. 采用燃烧法消毒搪瓷类容器时，可加入乙醇的浓度是
   A. 35%　B. 45%　C. 65%　D. 85%
   E. 95%

7. 护理程序的最后一个步骤是
   A. 评估　B. 计划　C. 诊断　D. 评价
   E. 实施

8. 解除非尿路梗阻所致的尿潴留，不适合首先采用

A. 下腹部热敷 B. 按摩下腹部 C. 听流水声 D. 温水洗外阴
E. 导尿术

9. 不属于护理理论四个基本概念的是
A. 人 B. 健康 C. 保健 D. 环境
E. 护理

10. 一般儿童病人输液速度为每分钟
A. 10～15滴 B. 20～40滴 C. 40～60滴 D. 70～80滴
E. 85～90滴

11. 接种卡介苗的注射部位为
A. 三角肌 B. 股外肌 C. 三角肌下缘 D. 前臂掌侧下段
E. 前臂内侧

12. 缺乏下列哪种微量元素会导致生长发育停滞，性成熟受抑制
A. 铁 B. 锌 C. 钙 D. 镁
E. 硒

13. 患者女，69岁，癌症晚期，晨起空腹采血检查。护士第一次静脉穿刺失败，患者问：“是看我要死了就拿我练手了是吗？”此时护士恰当的做法是
A. 向患者道歉并争取谅解
B. 暂时离开患者，请其他护士前来处理
C. 向患者解释穿刺失败是患者自身原因造成的
D. 请患者给第二次机会，并保证这次穿刺一定成功
E. 不做解释，先执行其他患者的治疗

14. 下列溶液属于胶体液的是
A. 0.9%氯化钠溶液 B. 5%葡萄糖溶液
C. 10%葡萄糖溶液 D. 20%白蛋白注射液
E. 20%甘露醇

15. 患者男，72岁，因“急性左心衰、心房颤动”急诊收入院，输液过程中突然出现肺栓塞，经抢救无效死亡，提出医疗事故鉴定申请，当地卫生行政部门应在当事人提出申请几日内移送上一级主管部门
A. 21天 B. 14天 C. 3天 D. 7天
E. 10天

16. 自安瓿内吸取药液，叙述错误的是
A. 严格执行查对制度
B. 将安瓿尖端药液弹至体部

C. 用砂轮在颈部划一锯痕，折断安瓿
D. 将针头斜面向下放入安瓿内的液面下吸药
E. 吸药时不能用手握住活塞

17. 挤压呼吸气囊，每次可进入肺内的空气量是
A. 100～150 ml B. 200～300 ml C. 350～450 ml D. 500～1000 ml
E. 1200～1500 ml

18. 强调护患关系在护理中作用的理论是
A. Orem 自理模式 B. Roy 适应模式
C. Neuman 保健系统模式 D. Peplau 人际关系模式
E. Maslow 人类基本需要层次论

19. 患者男，65 岁，观察可见面肌消瘦，面色苍白，表情淡漠，双眼无神，眼眶凹陷，其面容属于
A. 急性面容 B. 希氏面容 C. 慢性面容 D. 病危面容
E. 二尖瓣面容

20. 下列不需做交叉配血的是
A. 库存血 B. 洗涤红细胞
C. 血小板浓缩液 D. 白细胞浓缩液
E. 新鲜血浆

21. 患者女，40 岁，诊断为伤寒，已住院 2 周。病情处于恢复期，应给予的饮食是
A. 低脂饮食 B. 少渣饮食
C. 低蛋白饮食 D. 高膳食纤维饮食
E. 要素饮食

22. 提出推行初级卫生保健并实现“2000 年人人享有卫生保健”战略目标的基本策略和基本途径的决议是
A.《阿拉木图宣言》 B.《日内瓦宣言》
C.《莫斯科宣言》 D.《里约热内卢宣言》
E.《汉堡宣言》

23. 张某，腹泻待查收入院，医嘱要求禁食，静脉输液维持营养。今晨输液时，病人输液部位出现静脉炎，下列措施中不正确的是
A. 更换注射部位 B. 患肢制动
C. 抬高患肢 D. 95%的硫酸镁湿敷
E. 超短波理疗

24. 患者男，60 岁。小腿胫骨骨折，实施骨牵引，翻身困难，现患者烦躁不安，精神紧张，

难以入睡。护士评估患者情况后应立即实施的护理措施是

A. 为患者进行床上擦浴，促进身体舒适
B. 为患者将靠枕放好，促进卧位舒适
C. 给予镇痛药物以减轻不适
D. 心理疏导
E. 使用镇静催眠药

25. 为中毒严重者洗胃时，最适宜的体位是

A. 右侧卧位
B. 左侧卧位
C. 屈膝仰卧位
D. 俯卧位
E. 坐卧位

26. 在体表触摸颈动脉搏动的位置是

A. 喉结上 1～2 cm 处
B. 喉结下 1～2 cm 处
C. 喉结旁开 1～2 cm 处
D. 喉结上 3～4 cm 处
E. 喉结旁开 3～4 cm 处

27. 呼吸和呼吸暂停交替出现称为

A. 陈–施呼吸
B. 毕奥呼吸
C. 库斯莫呼吸
D. 浮浅呼吸
E. 鼾声呼吸

28. 男，56 岁，诊断为心力衰竭，长期服用洋地黄。一日，护士诊脉时发现病人脉搏有异常改变，他最可能出现

A. 速脉
B. 缓脉
C. 丝脉
D. 间歇脉
E. 洪脉

29. 慎独修养属于护士素质中的

A. 心理素质
B. 体态素质
C. 专业素质
D. 科学文化素质
E. 思想道德素质

30. 患者女，45 岁，腰椎损伤 2 年，长期卧床，经过康复训练，现患者下肢可轻微移动位置，但不能抬起。护士判断此肌力属于

A. 0 级
B. 1 级
C. 2 级
D. 3 级
E. 4 级

31. 用冷或用热超过一定时间，会产生继发效应，故冷、热疗法适宜的时间为

A. 10～20 min
B. 20～30 min
C. 30～40 min
D. 40～50 min
E. 50～60 min

32. 患者女，29 岁，肺大部切除术后第一天，神志清楚，体质虚弱，轻度发绀，血氧分压 6.5 kPa，遵医嘱给予面罩用氧 8 L/min。护士嘱患者勤翻身，深呼吸及多咳嗽，主要是预防

A. 呼吸道干燥
B. 呼吸道分泌物阻塞
C. 氧中毒
D. 肺不张

E. 呼吸抑制

33. 2016年7月23日，护士铺无菌盘时，叙述不正确的是
A. 所用无菌包的灭菌日期是2016年7月14日
B. 打开无菌包后，用无菌持物钳夹取治疗巾
C. 打开治疗巾时，手不可触及治疗巾内面
D. 铺无菌盘时，不能背对无菌区，更不能有事离开
E. 铺好的无菌盘四小时内有效

34. 患者男，70岁，因冠心病病情危重住院治疗，后由于经济原因，患者及家属执意要出院，此时护士应
A. 报告上级行政部门
B. 让患者去找值班医生
C. 按患者及家属意愿同意患者出院
D. 本着救死扶伤的原则，强制留患者住院治疗
E. 让患者或其法定监护人在自动出院一栏上签字，做好护理记录后让患者出院。

35. 有关自安瓿内抽吸药液的方法，下列叙述中错误的是
A. 手持活塞柄，进行吸药
B. 将安瓿尖端药液弹至体部
C. 用酒精棉签消毒安瓿颈部
D. 将注射器针尖斜面向上放入安瓿内液面中
E. 用砂轮在安瓿颈部划一锯痕，重新消毒再折断安瓿

36. 对急性中毒患者应迅速采用的洗胃方法是
A. 口服催吐法
B. 漏斗胃管洗胃法
C. 电动吸引器洗胃法
D. 自动洗胃机洗胃法
E. 手动洗胃机洗胃法

37. 应放在有色密盖瓶内的药物是
A. 易氧化的药物
B. 易挥发的药物
C. 易潮解的药物
D. 易燃烧的药物
E. 易风化的药物

38. 链霉素过敏试验液0.1 ml含链霉素
A. 25单位
B. 150单位
C. 250单位
D. 500单位
E. 2500单位

39. 新生儿病室适宜的温度是
A. 16 ℃～18 ℃
B. 18 ℃～22 ℃
C. 22 ℃～24 ℃
D. 24 ℃～26 ℃
E. 26 ℃～28 ℃

40. 患者张某，静脉注射 25%葡萄糖液，病人诉说疼痛，推注稍有阻力，局部无肿胀，回抽无回血，应考虑
A. 静脉痉挛
B. 针刺入过深，穿破对侧血管壁
C. 针头斜面一半在血管外
D. 针头斜面紧贴血管内壁
E. 针头刺入皮下

41. 患者李某，因精神分裂症服用盐酸氯丙嗪，0.2 g，tid。护士在发药时应注意
A. 待病人服下后再离开
B. 要病人服后多饮水
C. 发药前测量脉搏
D. 避免药物和牙齿接触
E. 嘱病人服后禁忌饮茶

42. 患者女，28 岁，其母因突发心肌梗死后死亡，几天后带着悲痛的情绪着手处理后事和准备丧礼。根据安格尔理论，此患者的心理反应阶段属于
A. 觉察
B. 释怀
C. 恢复期
D. 震惊
E. 不相信

43. 关于排便的影响因素，叙述错误的是
A. 大剂量使用镇静药可导致便秘
B. 卧床患者因排便姿势改变可导致便秘
C. 进食富含膳食纤维的食物能促进肠蠕动
D. 肠道感染时肠蠕动增加，可导致腹泻
E. 缓泻药可使肠蠕动减慢，排便次数减少

44. 危险性最大的睡眠失调是
A. 睡眠性呼吸暂停
B. 发作性睡眠
C. 睡眠过度
D. 梦游
E. 遗尿

45. 在倾听技巧中不可取的是
A. 全神贯注
B. 集中精神
C. 双方保持一定距离
D. 双方坐在同一高度
E. 保持目光持续接触

46. 患者男，41 岁，慢性十二指肠溃疡，有规律性疼痛。给止痛药的正确做法是
A. 在疼痛开始前给药
B. 在疼痛开始时给药
C. 持续给药
D. 选择中枢镇痛药
E. 疼痛最重时给药

47. 在炎症早期使用冷疗法的目的是
A. 增强新陈代谢和白细胞的吞噬功能
B. 降低细胞新陈代谢和微生物的活力
C. 促进炎性分泌物的吸收和消散
D. 物理作用使体内的热通过传导发散

E. 通过传导和蒸发的作用使体温降低

48. 患者林某，男性，28 岁，诊断为膀胱炎。该患者排出的新鲜尿液有
A. 氨臭味　　B. 粪臭味　　C. 芳香味　　D. 烂苹果味
E. 硫化氢味

49. 患者男，56 岁，贲门癌引起上腹部疼痛、呕吐、厌食、黑便，行胃大部切除术后，取半坐卧位，其目的是
A. 减少局部出血　　B. 使静脉回流量减少
C. 减轻肺部淤血　　D. 减少呼吸困难
E. 减轻伤口缝合处张力

50. 尿的颜色与疾病相符的一项是
A. 急性肾小球肾炎患者的尿呈浓茶色　　B. 恶性疟疾患者的尿呈白色浑浊
C. 阻塞性黄疸患者的尿呈黄褐色　　D. 丝虫病患者的尿呈洗肉水色
E. 尿道化脓性炎症患者的尿呈乳白色

51. 取用无菌溶液时，下列叙述中正确的是
A. 打开瓶盖后，立即倒入无菌容器中　　B. 可直接在溶液瓶中蘸取
C. 可用敷料堵住瓶口，使溶液缓慢流出　　D. 剩余溶液应在开启后 24 小时内使用
E. 溶液倒出后未使用，应及时倒回瓶中

52. 患者男，52 岁，直肠癌，遵医嘱做肠道手术前准备，正确的做法是
A. 采用开塞露通便法，排出粪便和气体
B. 行保留灌肠一次，刺激肠蠕动，加强排便
C. 行小量不保留灌肠一次，排出粪便和气体
D. 行大量不保留灌肠一次，排出粪便和气体
E. 反复多次行大量不保留灌肠，至排出液澄清为止

53. 下列属于合作性问题的选项是
A. 潜在并发症：心律失常　　B. 体温过高：与肺部感染有关
C. 便秘：与长期卧床有关　　D. 有皮肤完整性受损的危险：与卧床有关
E. 知识缺乏：缺乏冠心病居家自我护理的知识

54. 护士在整理病室内的常用药物，对于氨茶碱的保管，正确的方法是
A. 加锁保管　　B. 单独存放
C. 存放于冰箱中　　D. 装在有色的密闭瓶中，置于阴凉处
E. 置于阴凉处，并远离明火

55. 纽曼的服务对象系统不包括
A. 核心部分　　B. 异常防线　　C. 弹性防线　　D. 正常防线

E. 抵抗线

56. 患者男，70岁，意识不清，呼吸有鼾声，需要鼻饲供给营养，为提高鼻饲插管成功率，操作方法正确的是

A. 插管前将患者的头部前倾
B. 患者头和颈部保持水平线
C. 插管15 cm时托起患者头部
D. 插管困难时可做吞咽动作
E. 插管有呛咳时顺势进行插入

57. 关于医疗卫生法规的基本原则，叙述错误的是

A. 卫生保护原则
B. 预防为主原则
C. 公平原则
D. 保障社会健康原则
E. 护理自主原则

58. 属于高效化学消毒剂的是

A. 酒精
B. 过氧乙酸
C. 碘伏
D. 氯己定
E. 季铵盐类

59. 下列病人使用热水袋时，水温可以为60 ℃～70 ℃的是

A. 昏迷病人
B. 瘫痪病人
C. 婴幼儿病人
D. 老年病人
E. 腹泻病人

60. 内科医生王某，在春节回家探亲的火车上遇到一位产妇临产，因火车上无其他医务人员，王某随协助产妇分娩。在分娩过程中，因牵拉过度，导致新生儿左上肢臂丛神经损伤。王某行为的性质是

A. 属于违规操作，构成医疗事故
B. 属于非法行医，不属于医疗事故
C. 属于超范围执业，构成医疗事故
D. 属于见义勇为，不构成医疗事故
E. 虽造成不良后果，但不属于医疗事故

61. 护士在发口服药时，不妥的做法是

A. 告知患者稀盐酸用吸管吸
B. 告知患者健胃药应饭前服
C. 告知患者止咳糖浆服后应多饮水
D. 服洋地黄前应测脉率及节律
E. 患者不在，将药带回并交班

62. 患者女，72岁，因脑梗死入院治疗。护士为其进行口腔护理前，应将义齿放在

A. 清洗消毒液中
B. 盛有30%酒精的杯子里
C. 干燥的密封盒内
D. 盛有热水的杯子里
E. 盛有冷水的杯子里

63. 排便失禁患者的护理重点是

A. 保护臀部，防止发生皮肤破溃
B. 给予患者高蛋白饮食
C. 认真观察患者排便时的心理反应
D. 鼓励患者多饮水

E. 观察记录粪便性质、颜色和量

64. 患者男，70 岁，昏迷，3 天未排便，喉部有痰鸣音。下列健康问题中应优先解决的是
A. 躯体活动障碍
B. 语言沟通障碍
C. 清理呼吸道无效
D. 有皮肤完整性受损的危险
E. 便秘

65. 给女性患者导尿，行第二次消毒时，消毒小阴唇、尿道口的顺序是
A. 自下而上，由外→内
B. 自上而下，内→外→内
C. 自下而上，内→外→内
D. 自上而下，外→内→外
E. 自下而上，外→内→外

66. 实施尸体护理的时间为
A. 患者心率、呼吸停止立即进行
B. 患者要死亡时立即进行
C. 家属要求时进行
D. 医生下达死亡诊断书后进行
E. 患者安葬时进行

67. 国际红十字会颁发南丁格尔奖章，作为各国优秀护士最高荣誉奖，其颁发的频率是
A. 每年一次
B. 每两年一次
C. 每三年一次
D. 每四年一次
E. 每五年一次

68. 医院感染的主要对象是
A. 住院患者
B. 医生
C. 护士
D. 探视者
E. 陪伴者

69. 下列有关爱瑞克森心理社会发展理论的叙述，正确的是
A. 心理社会发展阶段的顺序并不固定，可以颠倒
B. 一个人的人格或情感表现是其每个阶段发展结果的反映
C. 人的一生分为 8 个发展阶段，但并非每个人都要经过这些阶段
D. 每个心理社会发展阶段均有几个中心问题或矛盾冲突需要解决
E. 在某一发展阶段没有解决的矛盾冲突，可以到下一阶段顺利解决

70. 患者意识丧失，各种条件反射逐渐消失，肌张力消失，心跳减弱，呼吸微弱。根据这些征象，医学上应诊断为
A. 临床死亡期
B. 濒死期
C. 否认期
D. 生物学死亡期
E. 接受期

71. 视服务对象为一个功能整体，在进行护理服务时，应提供生理、心理、社会、精神、文化等方面的全面帮助和照顾的护理是
A. 个案护理
B. 功能制护理
C. 小组护理
D. 责任制护理
E. 整体护理

72. 患者男，39岁，吸烟15年，有哮喘家族史，某日与邻居争吵后急性哮喘发作，呼吸困难。根据罗伊的适应模式，该患者主要的刺激是
A. 情绪变化　B. 气温变化　C. 缺氧　D. 吸烟史
E. 家族遗传史

73. 下列属异常排尿的是
A. 正常情况下每次尿量200～400 ml，24小时尿量1000～2000 ml
B. 正常新鲜尿液呈淡黄色或深黄色
C. 正常新鲜尿液清澈透明
D. 正常新鲜尿液有氨臭味
E. 正常人尿液呈弱酸性

74. 南丁格尔指出，护理使千差万别的病人都能达到治疗康复的最佳身心状态，这本身就是一项最精细的艺术。其理论思想是
A. 护理是助人的活动　B. 护理是科学与艺术的结合
C. 是护理的核心和永恒的主题　D. 护理是一门专业，一门技术
E. 护理是一个过程，其方法是护理程序

75. 患者女，68岁，长期卧床，5天未排便，医嘱予甘油栓通便。下列操作中错误的是
A. 患者取侧卧位，膝部弯曲
B. 嘱患者屏气，尽量放松
C. 置入后保持侧卧位15分钟
D. 将栓剂沿直肠壁朝脐部方向送入6～7 cm
E. 若栓剂滑脱出肛门外，应予重新置入

A3/A4型题

（76～77题共用题干）

患者男，56岁，胃癌术后三个月，患者出现背部疼痛，活动时加重，不能忍受，要求使用镇痛剂。

76. 该患者疼痛级别属于
A. 0级　B. 1级　C. 2级　D. 3级
E. 4级

77. 该患者护理措施中错误的是
A. 松弛术　B. 心理护理　C. 针灸治疗　D. 适度运动
E. 给予麻醉性止痛药物

（78～79题共用题干）

患者女，16岁，急性阑尾炎住院治疗。临近中考，因担心住院影响复习和考试，忧心

忡忡，不能安心休养，不利于身体康复。

78. 此时患者出现了角色适应中的

A. 角色行为缺如　B. 角色行为冲突　C. 角色行为强化　D. 角色行为消退
E. 角色行为紊乱

79. 影响该患者角色适应的主要因素是

A. 医院制度　B. 疾病的性质
C. 症状的可见性　D. 疾病的严重程度
E. 患者的社会特征

（80～81 题共用题干）

患者男，28 岁，因足底外伤，继而发热、惊厥、牙关紧闭呈苦笑面容入院，诊断为破伤风。

80. 该患者应采取的隔离种类为

A. 接触隔离　B. 呼吸道隔离　C. 肠道隔离　D. 保护性隔离
E. 昆虫隔离

81. 该患者换下的敷料应

A. 先清洗后消毒　B. 先灭菌后消毒　C. 先清洗后曝晒　D. 先曝晒再灭菌
E. 焚烧

（82～85 题共用题干）

患者男，52 岁，右心功能不全伴双下肢轻度水肿。

82. 该患者应选用的饮食是

A. 高热量饮食　B. 高蛋白饮食　C. 低盐饮食　D. 低脂肪饮食
E. 无盐低钠饮食

83. 对该饮食要求叙述正确的是

A. 食盐的总量限制在＜2 g/d　B. 可以少量使用腌制品
C. 摄入的蛋白质总量为 1.5～2.0 g（kg/d）　D. 脂肪总量＜50 g/d
E. 除食物中自然含有钠量外，不放食盐

84. 该患者禁食的食物为

A. 豆制品　B. 鸡蛋　C. 香肠　D. 牛奶
E. 鱼

85. 半月后，患者双下肢水肿严重，该患者应禁食的食物不包括

A. 油条　B. 挂面　C. 皮蛋　D. 馒头
E. 汽水

（86～87题共用题干）

患者女，55岁，脑出血后一个月，患者眼睑不能闭合。尿失禁，留置有尿管，每日给予鼻饲、翻身按摩等护理。

86. 对患者眼睛最好的保护措施是

A. 滴眼药水　B. 热敷眼睑　C. 湿纱布覆盖　D. 按揉到闭合

E. 盖凡士林纱布

87. 对留置的导尿管应特别注意做到

A. 保持尿管通畅　B. 定时膀胱冲洗

C. 据情况更换尿管　D. 及时倾倒集尿袋

E. 定期做尿常规检查

B型题

（88～89题共用备选答案）

A. 0.5 cm　B. 1.0 cm　C. 1.5 cm　D. 2.0 cm

E. 2.5 cm

88. 青霉素皮内试验阳性时，硬结的直径应大于

89. 破伤风皮内试验阳性时，硬结的直径应大于

（90～91题共用备选答案）

A. 0.5小时　B. 1小时　C. 1.5小时　D. 2小时

E. 3小时

90. 超声波雾化吸入器连续使用时，中间需间隔的时间是

91. 手压式雾化吸入治疗，两次用药间隔的时间不少于

（92～93题共用备选答案）

A. 低张性缺氧　B. 喘息性缺氧　C. 循环性缺氧　D. 组织性缺氧

E. 血液性缺氧

92. 高山病、慢性阻塞性肺疾病、先天性心脏病等患者的缺氧类型属于

93. 贫血、一氧化碳中毒、高铁血红蛋白血症等患者的缺氧类型属于

（94～96题共用备选答案）

A. 生理需要　B. 安全需要　C. 爱与归属的需要　D. 自尊的需要

E. 自我实现的需要

94. 患者男，52岁，教师，因胃溃疡出血住院，在疾病恢复期，要求同事帮忙把自己的专业书带来，以便备课。此需要属于

95. 患者女，76岁，因发生尿潴留需要导尿。此需要属于

96. 新入院男患者，56岁，要求护士帮他介绍同室的病友，希望尽快与大家熟悉，被病友接纳。此需要属于

（97～98 题共用备选答案）

A. 亲密区　　B. 个人区　　C. 工作区　　D. 公众区
E. 社会区

97. 护士通知患者做好进餐准备时应采用
98. 在护士办公区，护士和同事工作时应采用

（99～100 题共用备选答案）

A. 衣服　　B. 口罩　　C. 体温表　　D. 枕头套
E. 输液器

99. 医院内属于高度危险性物品的是
100. 医院内属于中度危险性物品的是

模拟试卷一答案与解析

1. C	2. A	3. B	4. E	5. A	6. E	7. D	8. E	9. C	10. B
11. C	12. B	13. A	14. D	15. D	16. C	17. D	18. D	19. D	20. E
21. B	22. A	23. D	24. D	25. B	26. C	27. B	28. D	29. E	30. C
31. B	32. D	33. A	34. E	35. D	36. A	37. A	38. C	39. C	40. B
41. A	42. C	43. E	44. A	45. E	46. A	47. B	48. A	49. E	50. C
51. D	52. E	53. A	54. D	55. B	56. C	57. E	58. B	59. E	60. E
61. C	62. E	63. A	64. C	65. B	66. D	67. B	68. A	69. B	70. B
71. E	72. A	73. D	74. B	75. B	76. C	77. E	78. B	79. E	80. A
81. E	82. C	83. A	84. C	85. D	86. E	87. A	88. B	89. C	90. A
91. E	92. A	93. E	94. E	95. A	96. C	97. E	98. E	99. E	100. C

1. **解析**：qh 每小时一次。本题考查医院常用的外文缩写以及中文译意。DC 为停止，pc 为餐后，ac 为餐前，st 为立即。

2. **解析**：连线法划分部位时，髂前上棘和尾骨连线的外上 1/3 处为注射部位。十字法划分部位时，臀裂顶点向左或向右画一水平线，然后从髂嵴最高点作一平分线，取外上四分之一处（避开内角）为注射部位。

3. **解析**：排除法。血液内不得随意加入其他药品，如钙剂、酸性或碱性药物、高渗或低渗溶液，以防血液变质。其余均正确。

4. **解析**：休克病人留置导尿管最主要的目的是了解危重及休克病人尿量，观察肾脏功能。本题考查导尿的目的：①为使用其他措施无效的尿潴留病人，引出尿液，解除痛苦，导尿是最好的方法。②为下腹部或骨盆手术病人术前及术中排空膀胱，以避免误伤膀胱或术后膀

胱减压。③协助诊断。如：留取未受污染的尿液做尿细菌培养；了解危重及休克病人尿量，观察肾脏功能（E 正确）；测量膀胱容量、压力及检查残余尿容量，鉴别无尿及尿潴留；进行膀胱及尿道造影等。④为膀胱肿瘤病人膀胱内注入药物进行化疗。

5. **解析**：临终患者出现的心理反应期顺序为：否认期，愤怒期，协议期，忧郁期，接受期，最早的为否认期。

6. **解析**：采用燃烧法时，可直接点燃或在焚烧炉中焚烧；金属器械可在火焰上烧灼20秒；搪瓷品内可倒入95%～100%乙醇，中途不能添加。

7. **解析**：护理程序是一个持续的、循环的、动态变化的过程。步骤为：评估–护理诊断–计划阶段–实施阶段–评价阶段。因此护理程序的最后一个步骤是评价。

8. **解析**：尿潴留患者可采用调整排尿体位、诱导排尿、热敷、按摩、药物治疗，必要时导尿治疗。正确答案为E，即导尿术不是首先采用的方法。

9. **解析**：罗伊适应模式中的四个基本概念是：人、护理目标、护理活动、健康和环境。

10. **解析**：输液速度：一般儿童每分钟20～40滴，成人每分钟40～60滴。

11. **解析**：接种卡介苗的注射部位为上臂三角肌中部略下处。如图：

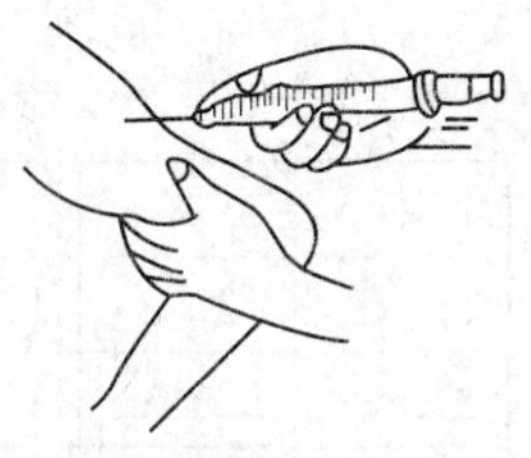

卡介苗接种部位示意图

12. **解析**：锌的生理功能：①促进生长发育和组织再生；②是许多金属酶的功能成分或活化剂；③促进食欲；④促进维生素A的代谢和生理功能；⑤促进性器官及性功能的正常发育；⑥参与免疫过程。

13. **解析**：尊重并理解患者，向患者道歉并争取原谅。

14. **解析**：胶体溶液维持血浆胶体渗透压，包括：右旋糖酐、低分子羟乙基淀粉、浓缩白蛋白注射液（D正确）、水解蛋白注射液等。

15. **解析**：《医疗事故处理条例》自2002年9月1日起施行：第四章医疗事故的行政处理与监督第三十九条中指出：当事人对首次医疗事故技术鉴定结论有异议，申请再次鉴定的，卫生行政部门应当自收到申请之日起7日内交由省、自治区、直辖市地方医学会组织再次鉴定。

16. **解析**：排除法。应先用70%乙醇棉签消毒安瓿颈部，用砂轮在其颈部划一锯痕，再次消毒，以拭去细屑；如有蓝色标记，则不需划痕，用70%乙醇棉签消毒一遍即可。其余选项均正确。

17. **解析**：简易呼吸器：①组成：由呼吸囊、呼吸活瓣、面罩及衔接管组成。②操作步骤：先清除上呼吸道分泌物或呕吐物。病人头后仰，托起下颌，扣紧面罩。挤压呼吸囊，空气自气囊进入肺部；放松时，肺部气体经活瓣排出，一次挤压可有500～1000 ml空气进入肺内。以16～20次/分的速度，反复而有规律地进行，通气效果良好。

18. **解析**：佩普劳（Hildegard E. Peplau）美国护理学家。佩普劳借用行为科学知识和精神模式发展了人际关系模式。人际关系模式的重点是病人或护理对象和护士之间的人际关系的形成与终止过程。

19. **解析**：患者面肌消瘦，面色苍白，表情淡漠，双眼无神，眼眶凹陷，为病危面容。面容与表情可见下表：

面容	临床表现
急性病容	面色潮红，鼻翼扇动，口唇疱疹，表情痛苦
慢性病容	面容憔悴，面色灰暗或苍白，目光暗淡
病危面容	面肌消瘦、面色苍白或铅灰，表情淡漠，双目无神，眼眶凹陷，鼻骨嵴耸

20. **解析**：凡输注全血、浓缩红细胞、红细胞悬液、洗涤红细胞、冰冻红细胞、浓缩白细胞、手工分离浓缩血小板等的患者，应进行交叉配血试验。机器单采浓缩血小板应 ABO 血型同型输注。血浆中不含红细胞，无血型抗原，不会发生溶血反应，所以不做交叉配血。
21. **解析**：伤寒恢复期应给予少渣、高蛋白、高热量、低膳食纤维的饮食。过早进食多渣、坚硬或容易产气的食物有诱发肠出血和肠穿孔的危险。因此要选少渣饮食。
22. **解析**：1978 年，WHO 和联合国儿童基金会在哈萨克斯坦的阿拉木图召开了国际初级卫生保健会议（简称阿拉木图会议）。会议发表的《阿拉木图宣言》中明确指出：推行初级卫生保健是实现“2000 年人人享有卫生保健”的战略目标的关键和基本途径。
23. **解析**：静脉炎的处理：①药液外漏，需立即停止用药并更换注射部位。②患肢抬高并制动。③漏液部位冷敷，也可配合 50%硫酸镁湿敷直到症状消失。④按血管走行超短波理疗。
24. **解析**：此题考查休息与睡眠护理措施。患者难以入睡的原因为翻身困难，精神紧张。因此患者难以入睡可能与精神紧张有关，应为患者做好心理疏导工作。
25. **解析**：中毒较重者洗胃时应取左侧卧位，因左侧卧位可减慢胃排空，延缓毒物进入十二指肠的速度。
26. **解析**：在体表触摸颈动脉搏动的位置是喉结旁开 1～2 cm 处。
27. **解析**：①陈–施呼吸：呼吸呈周期性波动，中枢性呼吸暂停或低通气阶段，伴随着呼吸的逐渐增大和减少。它出现在心功能不全的患者，通常和严重的充血性心力衰竭或神经系统疾病或功能不全，通常是脑血管疾病有关。它在睡眠期间出现，并且严重的病例可在清醒时观察到。②库斯莫呼吸：是一种深而规则的大呼吸，多见于代谢性酸中毒患者。③毕奥氏呼吸：其表现为呼吸和呼吸暂停现象交替出现。④浮浅性呼吸：若呼吸浅而快，见于胸壁疾病或外伤；若呼吸表浅不规则，有时呈叹息样呼吸，见于濒死病人。⑤鼾声呼吸：由于气管或支气管有较多的分泌物蓄积，使呼气时发出粗糙的鼾声。多见于深昏迷病人。
28. **解析**：在正常均匀的脉搏中出现一次提前而较弱的搏动，其后有一较正常延长的间歇，称为间歇脉，多见于心脏病患者或洋地黄中毒者。
29. **解析**：慎独修养属于护士素质中的思想道德素质。思想道德素质包括：热爱祖国，热爱人民，热爱护理事业，有为人类健康服务的奉献精神。具有高尚的道德品质、较高的慎独修养、正确的道德行为，自爱、自尊、自强、自律。能够正视现实、面向未来，追求崇高的理想，忠于职守，救死扶伤，廉洁奉公，实行人道主义

30. **解析**：患者下肢可轻微移动位置，但不能抬起，肌力为 2 级。肌力程度分级为：0 级时完全瘫痪、肌力完全丧失；1 级可见肌肉轻微收缩，但无肢体运动；2 级时肢体可移动位置，但不能抬起；3 级时肢体能抬离床面，但不能对抗阻力；4 级时能做对抗阻力的运动，但肌力减弱；5 级肌力正常。
31. **解析**：冷、热治疗应有适当的时间，以 20～30 分钟为宜，如需反复使用，中间必须给予 1 小时的休息时间，让组织有一个复原过程，防止产生继发效应而抵消应有的生理效应。
32. **解析**：患者术后遵医嘱高流量吸氧，可能出现氧疗不良反应。勤翻身，深呼吸及多咳嗽可预防呼吸道被阻塞，从而预防氧疗不良反应肺不张的发生。肺不张为吸入高浓度氧气后，肺泡内氮气被大量置换，一旦支气管有阻塞时，其所属肺泡内的氧气被肺循环血液迅速吸收，引起吸入性肺不张，表现为烦躁，呼吸、心率增快，血压上升，继而出现呼吸困难、发绀、昏迷。
33. **解析**：排除法。无菌包的有效期一般为 7 天，过期或受潮应重新灭菌。2016 年 7 月 14 日距离 2016 年 7 月 23 日时间超过有效期。治疗巾内面构成无菌区，应注意手不可触及治疗巾内面。放入无菌物品后，展开上层折叠层，遮盖无菌物品上，上下层边缘对齐。铺好的无菌盘 4 小时内有效，未能立即使用的应注明铺盘时间。打开无菌包后，用无菌持物钳夹取治疗巾。
34. **解析**：患者病情未痊愈而主动要求出院者，应让患者或其法定监护人在自动出院一栏上签字，做好护理记录后让患者出院。
35. **解析**：注射器针尖斜面应该向下放入安瓿内液面中，才能够抽吸干净。
36. **解析**：洗胃方法很多，但对于急性中毒病人应迅速采用口服催吐法，必要时进行洗胃，以减少毒物的吸收。插管时动作要轻快，切勿损伤食管黏膜或误入气管。
37. **解析**：①易氧化和遇光变质的药物：如维生素 C、氨茶碱、盐酸肾上腺素等，应放入有色瓶或避光纸盒内，置于阴凉处。②易挥发、潮解或风化的药物：如乙醇、过氧乙酸、糖衣片、干酵母片等，应装瓶盖紧。③易被热破坏的药物：如疫苗、胎盘球蛋白、抗毒血清等，应置于干燥阴凉处或 2～10 ℃冷藏保存。④易燃、易爆的药物：如乙醚、环氧乙烷、乙醇等，应单独存放于阴凉低温处，远离明火。各类中药均应放于阴凉干燥处，芳香性药物应密盖保存。
38. **解析**：链霉素：皮试液剂量每 1 ml 含 2500 U 链霉素生理盐水溶液为标准，皮内注入 0.1 ml 含链霉素 250 U。
39. **解析**：一般病室适宜的温度为 18～22 ℃；婴儿室、手术室、产房等，室温调高至 22～24 ℃。**答案**：　C
40. **解析**：静脉注射失败的常见原因：①针头未刺入血管内，刺入过浅，或因静脉滑动，针头未刺入血管，表现为可抽吸无回血，但推注药液可有局部隆起，疼痛。②针（头）尖斜面未完全进入血管内，即针头斜面部分在血管内，部分尚在皮下，表现为可抽吸到回血，但推注药液可有局部隆起，疼痛。③针头（尖）刺破对侧血管壁，即针头斜面部分在血管内，部分在血管外，表现为抽吸有回血，部分药液溢出至深层组织。④针头斜面穿透对侧血管壁，即针头刺入过深，穿透下面的血管壁，表现为抽吸无回血，药液注入深层组织。

41. **解析**：因患者患有精神分裂症，意识不清，护士应该待病人服下药以后再离开，避免病人不服用药物等情况发生。

42. **解析**：丧亲者带着悲痛的情绪着手处理后事和准备丧礼，处于恢复期。根据安格尔理论，丧亲者的心理反应包括：①震惊与不相信：这是一种防卫机制，将死亡事件暂时拒之门外，让自己有充分的时间加以调整。此期在急性死亡事件中最明显。②觉察：意识到亲人确实死亡，痛苦、空虚、气愤情绪伴随而来，哭泣常是此期的特征。③恢复期：家属带着悲痛的情绪着手处理死者的后事，准备丧礼。④释怀。

43. **解析**：缓泻药是一类能促进排便反射或使排便顺利的药物，引起肠管蠕动增强而排便。

44. **解析**：排除法。关键词：危险性最大。可做出答案为 A。睡眠性呼吸暂停是一种在睡眠中发生自我抑制、没有呼吸的现象，可分为中枢性和阻塞性呼吸暂停两种。两种睡眠性呼吸暂停都会合并动脉血氧饱和度降低、低氧血症、高血压及肺动脉高压。

45. **解析**：倾听时护士要做到注意力集中，全神贯注，避免分心，应耐心，不随意打断病人的谈话，不急于作判断；除关注病人的语言信息外还要关注病人的非语言信息，以了解病人真正要表达的意思。此外，护士应注意做到与病人经常保持眼神的交流（不能一直盯着对方），进行适当的提问以及采用适当非语言信息时常给病人以响应。

46. **解析**：应用药物缓解或解除疼痛的护理措施：①不随意用；②尽量发作前给药；③护理活动在药物显效时间内；④疼痛缓解或停止应及时停药；⑤对癌症病人治疗采用三阶梯止痛疗法。

47. **解析**：关键词：炎症早期。炎症早期冷疗的作用是控制炎症扩散。冷疗可使局部血管收缩，血流减少，细胞的新陈代谢和细菌的活力降低，从而限制炎症的扩散。

48. **解析**：尿液久置后，尿素分解产生氨，故有氨臭味。若新鲜尿液就有氨臭味，可怀疑有泌尿系统感染。

49. **解析**：胃大部切除术为腹部手术。腹部手术后的病人采取半坐卧位可以减轻腹部切口缝合部位张力，缓解伤口疼痛，有利于愈合。

50. **解析**：排除法。尿的颜色与疾病的关系如下表：

尿色	尿液异常	疾　病
洗肉水色	肉眼血尿	泌尿系统疾病，如急性肾小球肾炎（A 错误），输尿管结石，泌尿系统肿瘤、结核及感染
黄褐色	胆红素尿	胆道梗阻，如阻塞性黄疸（C 正确）及肝细胞性黄疸
乳白色	乳糜尿	丝虫病（D、E 错误）
酱油色	血红蛋白尿	溶血，恶性疟疾（B 错误）及阵发性睡眠性血红蛋白尿

51. **解析**：取用无菌溶液时，一手示指与中指套住瓶塞将其拉出，注意手不可触及瓶塞内面及瓶口，防止瓶塞被污染；另一手拿溶液瓶，瓶签朝向掌心，倒出少量溶液旋转冲洗瓶口，再由原处倒出溶液至无菌容器中（A 错误）。倒溶液时，勿将瓶签打湿；勿使瓶

口接触容器口周围。无菌溶液倒完后，立即塞好瓶塞，以防污染。不可将物品伸到无菌溶液瓶中蘸取溶液（B错误）；已经倒出的溶液不可再倒回瓶内（E错误）。已开启的无菌溶液瓶内的溶液可保存24小时（D正确）。在瓶签上注明开瓶日期、时间，放回原处。

52. **解析：**直肠癌术前反复多次行大量不保留灌肠，清洁肠道，为手术作准备。

53. **解析：**医生和护士共同合作才能解决的问题属于合作性问题。多指由于脏器的病理生理改变所致的潜在并发症。陈述方法为“潜在并发症：……”。

54. **解析：**氨茶碱的药物特性为易氧化和遇光变质。保存时应装在深色密盖瓶或避光纸盒中，置于阴凉处。本题考查药物的保存方法：①易氧化和遇光变质的药物：如维生素C、氨茶碱、盐酸肾上腺素等，应放入有色瓶或避光纸盒内，置于阴凉处。②易挥发、潮解或风化的药物：如乙醇、过氧乙酸、糖衣片、干酵母片等，应装瓶盖紧。③易被热破坏的药物：如疫苗、胎盘球蛋白、抗毒血清等，应置于干燥阴凉处或2～10 ℃冷藏保存。④易燃、易爆的药物：如乙醚、环氧乙烷、乙醇等，应单独存放于阴凉低温处，远离明火。各类中药均应放于阴凉干燥处，芳香性药物应密盖保存。

55. **解析：**纽曼认为，人是与环境持续互动的服务对象系统，这个系统的结构可用围绕着一个核心的一系列同心圆（抵抗线、正常防线、弹性防线）来表示。

56. **解析：**患者意识不清，呼吸有鼾声，提示患者无法配合做吞咽动作，应在胃管插至会厌部，即15 cm时，将病人的头部托起，使下颌靠近胸骨柄，增大咽喉部通道的弧度，便于胃管顺利通过会厌部。

57. **解析：**护理自主原则是错误的，应该是病人自主原则。

58. **解析：**①高效化学消毒剂：能杀灭细菌繁殖体、结核杆菌、细菌芽孢、真菌、亲脂及亲水病毒，如过氧乙酸、环氧乙烷、醛类、高浓度碘类及含氯类等。②中效化学消毒剂：能杀灭细菌繁殖体、结核杆菌、真菌、亲脂及亲水病毒，如醇类、低浓度碘类及含氯类等。③低效化学消毒剂：能杀灭细菌繁殖体、亲脂病毒、部分真菌，如氯己定、酚类、季铵盐类。

59. **解析：**热水袋水温：60～70 ℃。婴幼儿、老年人、昏迷、感觉迟钝、循环不良等病人，热水袋的水温应<50 ℃。达到保暖、解痉、镇痛、舒适的目的。

60. **解析：**王某属于在紧急情况下救人，虽造成不良后果，但不属于医疗事故。医疗事故的构成要件：①主体：是医疗机构（须是依法取得《医疗机构执业许可证》的机构）及其医务人员（须是依法获得执业资格的医疗卫生专业技术人员，并在医疗机构执业的）。②行为具有违法性：是指医疗机构或医务人员的行为违反了医疗卫生管理法律、行政法规、部门规章和诊疗护理规范、常规等，而导致医疗事故的发生。③过失造成了病人人身损害：要求必须是医务人员的过失行为所致，而非故意伤害病人，且对病人有“人身损害”的后果。这是判断医疗事故至关重要的依据。④过失行为与后果之间存在因果关系：即损害的后果是由医疗机构或医务人员的过失行为导致的。如果虽然存在过失行为，但没有造成损害后果，或虽然存在损害后果，但医疗机构和医务人员没有过失行为，则都不属于医疗事故。

61. **解析：**酸类、铁剂，可用饮水管吸取药液，服药后漱口。健胃药饭前服。助消化药及对胃黏膜有刺激性的药物，饭后服。止咳糖浆对呼吸道黏膜起安抚作用，服后不宜饮水。强心苷类药物，服用前应测脉率（心率）及节律，如脉率低于60次/分或节律异常，应停服并报告医生。因故不能服药者，应将药取回并交班。

62. **解析**：脑梗死患者口腔护理时，对活动义齿应先取下，用牙刷刷洗义齿的各面，用冷水冲洗干净，待病人漱口后再戴上。暂时不用的义齿，可浸于冷水杯中备用，每日更换一次清水。不可将义齿泡在热水或乙醇内，以免义齿变色、变形和老化。

63. **解析**：本题考查排便失禁患者的护理：保持床上用物清洁及维持皮肤完整性；重新建立控制排便能力，锻炼盆底肌肉。如无禁忌，应补充足量液体。

64. **解析**：患者昏迷，有痰，便秘，患者有窒息的危险，首先应解决呼吸道问题。首优问题是直接威胁病人生命，需要立即行动去解决的问题，排在首位。

65. **解析**：初步消毒，其原则由上至下，由外向内，即阴阜–大阴唇–小阴唇–尿道口。再次消毒，原则是由上向下，由内向外再向内，即尿道口–小阴唇–尿道口。

66. **解析**：尸体护理应在确认病人死亡，医生开具死亡诊断书后尽快进行，既可防止尸体僵硬，也可避免对其他病人的不良影响。

67. **解析**：1912年国际护士会决定将5月12日定为国际护士节。国际红十字会颁发南丁格尔奖章，作为各国优秀护士最高荣誉奖，其颁发的频率是每两年一次。

68. **解析**：医院感染的主要对象是感染源，已感染的病人是最重要的感染源。

69. **解析**：爱瑞克森的学说强调文化及社会环境对人格和情感发展的重要影响（B正确）。心理社会发展阶段的顺序固定，不能颠倒（A错误）。人的一生分为8个发展阶段，每个人都要经过这些阶段（C错误）；每个心理社会发展阶段均有一个中心问题或矛盾冲突需要解决（D错误）；在某一发展阶段没有解决的矛盾冲突，不能留到下一阶段解决（E错误）。

70. **解析**：患者意识丧失，各种条件反射逐渐消失，肌张力消失，心跳减弱，呼吸微弱，为濒死期的表现。死亡过程的各期表现如下表：

分期	表　现	复苏可能
濒死期	肌张力消失，呼吸急促困难，出现陈施氏呼吸，脉搏不规则、快而弱；血压降低或测不到	可逆，可以复苏
临床死亡期	心跳、呼吸停止，各种反射消失，但各种组织细胞仍有微弱而短暂的代谢活动；此期一般持续5～6分钟，超过这个时限，大脑将发生不可逆的变化	有复苏可能
生物学死亡期	神经系统以及各器官的新陈代谢相继停止，相继出现早期尸体现象，即尸冷、尸斑、尸僵等；晚期尸体现象，即尸体腐败	不可复苏

71. **解析**：整体护理的基本含义是护理人员视服务对象为一个功能整体，在进行护理服务时，应提供生理、心理、社会、精神、文化等方面的全面帮助和照顾。

72. **解析**：患者在与邻居争吵后哮喘急性发作，因此主要刺激是情绪变化。刺激是指来自外界环境或人体内部的可以引起反应的一个信息、物质或能量单位。

73. **解析**：正常尿液气味来自尿内的挥发性酸，尿液久置后，因尿素分解产生氨，故有氨臭味，当泌尿道有感染时新鲜尿也有氨臭味。

74. **解析**：护理是科学和艺术的结合。正如护理鼻祖南丁格尔指出："护理使千差万别的病人都能达到治疗和康复需要的最佳身心状态，这本身就是一项最精细的艺术。"，护理是在科学指导下进行的活动，其科学指导来源于自然科学和社会科学知识。护理工作又是充满创造性的艺术。由于护理服务对象的千差万别，其健康问题、需要等各不相同，因此要求护士必须尊重病人的独特性，灵活地应用科学知识，因人而异地分析和解决病人的问题，满足其需要。

75. **解析**：直肠栓剂给药技巧：①用药前准备：使用前尽量排空大小便，并清洗肛门内外。②在栓剂的顶端蘸少许凡士林、植物油或润滑油起润滑作用。③体位：协助患者取侧卧位，双膝弯曲，暴露肛门。④嘱患者张口深呼吸，尽量放松，使肛门括约肌松弛（B错误）。将栓剂轻轻插入肛门，并用戴上指套或手套的手指将栓剂沿直肠壁朝脐部方向送入6～7 cm。⑤置入栓剂后，保持侧卧姿势15分钟，以防栓剂滑脱或融化后渗出肛门外。若栓剂滑脱出肛门外，应重新插入，以确保用药效果。⑥栓剂必须插至肛门括约肌以上，并确定栓剂靠在直肠黏膜上，若插入粪块则不起作用。⑦栓剂应避免挤压，并储存于阴凉处，夏季则应放在冰箱内。

76. **解析**：患者疼痛不能忍受，要求使用镇痛剂，属于2级疼痛。世界卫生组织（WHO）对疼痛程度的分级为：①0级：无疼痛。②1级（轻度疼痛）：有疼痛感但不严重，可忍受，睡眠不受影响。③2级（中度疼痛）：疼痛明显，不能忍受，睡眠受干扰，要求用镇痛药。④3级（重度疼痛）：疼痛剧烈，不能忍受，睡眠严重受干扰，需要用镇痛药。

77. **解析**：排除法。本题考查疼痛病人的护理措施。三阶梯用药根据程度不同选择，由轻至重。WHO建议的三阶梯止痛疗法为：①第一阶段：适用于轻度疼痛病人。可选用非阿片类、解热镇痛类、抗炎类药物，如布洛芬、阿司匹林、对乙酰氨基酚等。②第二阶段：适用于中度疼痛病人。使用非阿片类药物止痛无效时，可选用弱阿片类药物，如可待因、氨酚待因、曲马朵等。③第三阶段：适用于重度疼痛和剧烈性癌痛病人，可选用强阿片类药物，如吗啡、哌替啶、美沙酮等。该患者可选用弱阿片类药物治疗，不能直接应用麻醉性止痛药物，E错误。

78. **解析**：患者住院期间由于担心学习而不能安于病人角色，属于角色行为冲突。角色适应不良的特点如下表：

角色适应不良类型	角色障碍特点	举　例
角色行为缺如	不承认自己是病人	癌症患者否认自己患病
角色行为冲突	与健康时承担的角色行为不协调	高三学生生病时担心患病影响学业而无法安心养病
角色行为强化	安于病人角色，产生退缩和依赖心理	已痊愈病人担心复发而不愿出院
角色行为消退	适应病人角色后由于其他原因又放弃角色	如需治疗的母亲由于孩子需要照顾而毅然出院

79. **解析**：患者临近中考，学生的角色属于患者的社会特征。

80. **解析**：破伤风应采取的隔离种类为接触隔离。接触隔离适用于经体表或伤口直接或间接接触而感染的疾病，如破伤风、气性坏疽等。严密隔离适用于经飞沫、分泌物、排泄物直接或间接传播的烈性传染病，如霍乱、鼠疫等。凡传染性强、死亡率高的传染病均需采取严密隔离。非典型肺炎也须采取严密隔离。呼吸道隔离适用于通过空气中的飞沫传播的感染性疾病，如肺结核、百日咳、流脑等。肠道隔离适用于由病人的排泄物直接或间接污染了食物或水源而引起传播的疾病，如伤寒、甲型肝炎、细菌性痢疾等。肠道隔离可切断粪–口传播途径。血液–体液隔离适用于预防直接或间接接触血液和体液传播的传染性疾病，如艾滋病、梅毒、乙型肝炎。昆虫隔离适用于以昆虫为媒介而传播的疾病，如疟疾、乙型脑炎、流行性出血热、斑疹伤寒、回归热等。

81. **解析**：被接触隔离病人污染的敷料应装袋，做好标记后送焚烧处理。

82. **解析**：患者右心衰竭且下肢水肿，因此选择低盐饮食。高热量饮食适用于甲亢、高热、大面积烧伤、肝炎、结核病等热能消耗较高的病人及产妇等。高蛋白饮食适用于长期消耗性疾病如结核、恶性肿瘤、严重贫血及烧伤、营养不良、肾病综合征。低脂肪饮食适用于高脂血症，肝、胆、胰疾患，动脉硬化，高血压，冠心病，肥胖症及腹泻等病人。低盐饮食：＜2 g/d，禁食腌制食品，用于急慢性肾炎、心脏病、腹水、先兆子痫、高血压及水钠潴留等病人。无盐低钠饮食：用于水肿较重者。

83. **解析**：低盐饮食要求食盐的总量＜2 g/d，禁食腌制食品。E 选项为无盐低钠饮食。

84. **解析**：排除法。低盐饮食要求禁食一切腌制食物，如咸菜、咸肉、香肠、火腿、皮蛋。香肠含盐较多。

85. **解析**：患者水肿严重，除了要禁用腌制品，还应禁用含钠多的食物和药物，如油条、挂面、汽水等含碱食品及含碳酸氢钠等药物。烹调时可用糖、醋、无盐酱油、少钠酱油等做调味品及调色品。

86. **解析**：危重病人的眼部护理：对眼睑不能自行闭合者应注意眼睛护理，可涂眼药膏或覆盖油性纱布，以防角膜干燥而致溃疡、结膜炎。油性纱布优于湿纱布，不容易变干。

87. **解析**：本题考查留置导尿管病人的护理，所有选项均为留置导尿管的护理措施，但其中最重要的为保持尿管通畅。

88～89. **解析**：青霉素皮内试验阳性时硬结的直径应大于 1.0 cm；破伤风皮内试验阳性时硬结的直径应大于 1.5 cm。

90～91. **解析**：超声雾化吸入法需连续使用雾化器，中间应间隔 30 分钟。手压式雾化吸入法，两次使用间隔时间不少于 3～4 小时。

92～93. **解析**：低张性缺氧的主要特点为动脉血氧分压降低，使动脉血氧含量减少，组织供氧不足。常见于高山病、慢性阻塞性肺疾病、先天性心脏病等。血液性缺氧是由于血红蛋白数量减少或性质改变，造成血氧含量降低或血红蛋白结合的氧不易释放所致。常见于贫血、一氧化碳中毒、高铁血红蛋白血症等。

94～96. **解析**：患者备课属于工作，是自我实现的需要；导尿为基本生存需要，属于生理需要；希望被病友接纳是爱与归属的需要。人的基本需要包括：①生理需要：是人类与生俱来的最基本的维持人生命与生存的需要，包括空气、水分、食物、排泄、休息、睡眠等。②安全需要：包括生理安全和心理安全。前者指个体需要处于一种生理上的安全状态，以防身体上的伤害或生活受到威胁。如行动不便者以拐杖助行，视力欠佳者配戴眼镜以矫正视力等。后者指个体需要有一种心理上的安全感觉，避免恐惧、害怕、焦虑等的发生。如人们更喜欢在熟悉的环境下生活，希望工作中良好的人际关系，祈求万事如意等。③爱与归属的需要：包括给予和得到两个方面，即个体需要去爱和接纳别人，同时也需要被别人爱，被集体接纳，以建立良好的人际关系。④自尊的需要：有双重含义，即自尊和受他人尊敬。自尊视自己为一个有价值的人；被他人尊敬是得到他人的认同与重视。⑤自我实现的需要：指个人的潜能得到充分发挥，实现自己在工作及生活上的愿望，并能从中得到满足。

97～98. **解析**：本题考查护患沟通双方沟通中应采用的空间和距离。①亲密区：指沟通双方距离小于 50 cm，当护士在进行查体、治疗、安慰、爱抚时，与患者之间的距离。②个人区：指沟通双方距离在 50～100 cm 之间，人们与亲友交谈、护士与病人进行交谈时主要使用此区距离。③社会区：指沟通双方距离在 1.1～4 m 之间，在工作单位和社会活动时常用，如护士同事一起工作时或护士通知病人吃饭等。④公众区：指沟通双方距离在 4 m 以上，一般用于正式公开讲话中，如上课、开会等。

99～100. **解析**：本题考查医院用品的危险性分类。高度危险性物品：手术器械和用品、穿刺针、输血器材、输液器材、注射的药物和液体、透析器、血液和血液制品、导尿管、膀胱镜、腹腔镜、脏器移植物和活体组织检查钳等。中度危险性物品：体温表、呼吸机管道、胃肠道内窥镜、气管镜、麻醉机管道、压舌板、喉镜、口罩、便器、餐具、茶具等。低度危险性物品：毛巾、面盆、痰盂（杯）、地面、墙面、桌面、床面、被褥、一般诊断用品（听诊器、听筒、血压计等）等。

模拟试卷二

A1 型题

1. 1977 年首先提出了“生物–心理–社会医学模式”的科学家是
   A. 马斯洛　B. 恩格尔　C. 纽曼　D. 奥伦
   E. 罗伊

2. 适用于危重症患者的护理工作方式是
   A. 综合护理　B. 责任制护理　C. 小组护理　D. 功能制护理
   E. 个案护理

3. 艾瑞克森心理社会发展学说中哪一时期的正性解决指标是学会相信别人
   A. 婴儿期　B. 幼儿期　C. 学龄前期　D. 学龄期
   E. 青春期

4. 皮亚杰认知发展学说前运算期指
   A. 0～7 岁　B. 1～7 岁　C. 2～7 岁　D. 3～7 岁
   E. 4～7 岁

5. 患者对护理工作的满意度属于
   A. 护理服务质量评价指标　B. 终末质量评价指标
   C. 主观感受度评价指标　D. 要素质量评价指标
   E. 环节质量评价指标

6. 压疮瘀血红润期的典型表现是
   A. 受压皮肤呈紫红色　B. 局部皮肤出现红、肿、热、痛
   C. 局部皮下产生硬结　D. 皮肤上出现水疱
   E. 皮肤破损，有渗出液

7. 不属于患者家属角色特征的是
   A. 患者护理计划实施的参与者　B. 患者生活的照顾者
   C. 患者原有社会功能的替代者　D. 患者的心理支持者
   E. 患者病痛的共同承受者

8. 罗伊适应模式中的一级评估又称
   A. 确认期　B. 行为估计
   C. 刺激因素评估　D. 适应性反应估计

E. 无效反应评价

9. 佩普劳将人际关系分为的四个连续阶段是
A. 陌生期、确认期、依赖期和解决期
B. 认识期、确认期、互动期和独立期
C. 认识期、确认期、开拓期和解决期
D. 认识期、合作期、接受期和结束期
E. 陌生期、选择期、学习期和解决期

10. 因抢救病人未能及时书写病历时，应该在抢救结束后据实补记，并注明时间是抢救后
A. 6小时内
B. 1天内
C. 半小时内
D. 3天内
E. 1周内

11.《医疗事故处理条例》规定，发生重大医疗事故的医疗机构应报告所在地卫生行政部门，时间是在事故发生后
A. 24小时内
B. 12小时内
C. 48小时内
D. 1周内
E. 1个月内

12. 护士在为患者进行护理操作的时候，患者对所使用的注射药物提出质疑，这时护士应该
A. 自己根据经验做出解释
B. 推脱自己不知道
C. 核实医嘱的准确性
D. 继续执行完后再询问医生
E. 告诉患者询问医生

13. 根据名称可将护理诊断分为3类的是
A. 现存的护理诊断、危险的护理诊断、健康的护理诊断
B. PES
C. PIO
D. 现存的护理诊断、可能的护理诊断、潜在的护理诊断
E. 危险的护理诊断、现存的护理诊断、潜在的护理诊断

14. 构成骨骼和牙齿的常量元素是
A. 铁
B. 钙、磷
C. 铁、磷
D. 铁、钙
E. 钙、锌

15. 关于鼻饲法插管的注意事项，下列描述错误的是
A. 成人插管长度为45～55 cm
B. 插管过程中，出现恶心、呛咳、呼吸困难等现象时，可暂停插入，嘱病人深呼吸，放松片刻后再行插入
C. 当插管不畅时，要检查胃管是否盘绕在口咽部
D. 清醒病人经鼻插管插入10～15 cm时，嘱病人做吞咽动作，有助于插管
E. 昏迷病人在鼻插管前，取去枕平卧位，插管时，将头后仰，以避免胃管误入气管

16. 疼痛剧烈不能忍受，睡眠严重受干扰，需要用镇痛药，按世界卫生组织分类，此疼痛级

别是

A. 1级　B. 2级　C. 3级　D. 4级

E. 5级

17. 跟骨、胫骨结节、骨盆骨折时宜采取的卧位是

A. 半卧位　B. 半坐位　C. 头高足低位　D. 头低足高位

E. 俯卧位

18. 实施无痛肌内注射的措施，不妥的是

A. 患者侧卧位时上腿弯曲

B. 患者俯卧位时足尖相对，足跟分开

C. 推注药液速度缓慢

D. 同时注射两种药液时，应后注射刺激性强的药液

E. 不在有硬结的部位进针

19. 适用于保留灌肠的溶液是

A. 生理盐水　B. 50%甘油　C. 1:2:3 溶液　D. 1%新霉素

E. 0.1%肥皂水

20. 应在冰箱中保存的药物是

A. 维生素 C　B. 乙醇　C. 环氧乙烷　D. 抗毒血清

E. 乙醚

21. 无菌注射器和针头可以用手直接接触的部位是

A. 针头　B. 活塞　C. 针栓　D. 乳头

E. 针梗

22. 婴儿预防接种常选的部位是

A. 臀大肌　B. 臀中肌　C. 三角肌　D. 三角肌下缘

E. 股外肌

23. 对于强迫症患者，在其自愿参与下，要求患者在出现强迫动作前与护士

A. 减少诱发因素　B. 改善错误的认知　C. 建立护患关系　D. 落实护理计划

E. 减少和控制症状

24. 链霉素过敏试验液 0.1 ml 含链霉素

A. 150 U　B. 250 U　C. 500 U　D. 1000 U

E. 2500 U

25. 破伤风抗毒素过敏试验液 0.1 ml 含破伤风抗毒素

A. 1.5 IU　B. 15 IU　C. 50 IU　D. 150 IU

E. 1500 IU

26. 再次使用时应重新做过敏试验是指使用破伤风抗毒素超过
A. 1天　B. 3天　C. 5天　D. 7天
E. 14天

27. 按照隔离技术要求，使用一次性口罩不得超过
A. 4小时　B. 2小时　C. 3小时　D. 6小时
E. 8小时

28. 现有95%乙醇500 ml，要配制70%乙醇，需加入灭菌蒸馏水
A. 155 ml　B. 165 ml　C. 178 ml　D. 185 ml
E. 195 ml

29. 新鲜血的保存期限为
A. 3天以内　B. 5天以内　C. 1周以内　D. 10天以内
E. 2周以内

30. 用冷疗可使血管收缩，但持续用冷疗后，则血管扩张，此时用冷疗的时间是
A. 15～25分钟　B. 30～60分钟　C. 60～90分钟　D. 90～120分钟
E. 120分钟以上

31. 足底部禁忌用冷疗的主要原因是
A. 以免加重血液循环障碍，导致局部组织缺血、缺氧而继发坏死
B. 以免出现局部荨麻疹
C. 以免引起足部疼痛
D. 以免引起肌肉痉挛
E. 以防反射性末梢血管经收缩影响散热或引起一过性冠状动脉收缩

32. 体温在39 ℃以上，但波动幅度大，24小时温差在1 ℃以上，最低体温仍高于正常水平，常见于败血症。败血症的热型是
A. 弛张热　B. 稽留热　C. 不规则热　D. 间歇热
E. 回归热

33. 下列不属于非语言性沟通形式的是
A. 手势　B. 面部表情　C. 身体运动　D. 人际距离
E. 健康宣教资料

34. 判断病人是否出现心脏骤停的最主要的方法是
A. 用力拍打病人面部，触摸桡动脉　B. 用力拍打病人，触摸面动脉
C. 轻拍病人，呼喊病人，触摸桡动脉　D. 轻拍病人，呼喊病人，触摸面动脉

E. 轻拍病人，呼喊病人，触摸颈动脉

35. 洗胃的最佳时间
A. 服毒后 6 小时内
B. 服毒后 10 小时内
C. 服毒后 12 小时内
D. 服毒后 16 小时内
E. 服毒后 24 小时内

36. 下列情况中禁忌洗胃的是
A. 敌敌畏中毒
B. 汞中毒
C. 阿托品中毒
D. 盐酸中毒
E. 氰化物中毒

A2 型题

37. 患者男性，70 岁。便秘多日，护士告其多吃水果能帮助通便。水果中能起通便作用的营养素是
A. 糖类
B. 纤维素
C. 维生素 C
D. 蛋白质
E. 胶原物质

38. 患者女性，42 岁。患流行性感冒，体温 40 ℃，多种方法降温效果不佳，护士为其用灌肠法降温，错误的是
A. 用生理盐水灌肠
B. 病人取左侧卧位
C. 灌肠溶液温度为 4 ℃
D. 灌肠后保留 30 分钟
E. 排便后 30 分钟再测体温并记录

39. 患者男性，35 岁。确诊阿米巴痢疾，遵医嘱给予 2%小檗碱保留灌肠。灌肠液至少应保留
A. 40 分钟
B. 1 小时
C. 30 分钟
D. 20 分钟
E. 10 分钟

40. 患者女性，15 岁。因贫血、乏力、粒细胞减少诊断为粒细胞性白血病，采用的隔离种类是
A. 血液–体液隔离
B. 保护性隔离
C. 接触隔离
D. 呼吸道隔离
E. 严密隔离

41. 患者男性，32 岁。某项目总负责人，突发急性心肌缺血收住心内科病室，因担心到期的工程图不能如期上报而违反医嘱不配合治疗。究其原因是
A. 生理需要未被满足
B. 安全需要未被满足
C. 爱与归属的需要未被满足
D. 自尊的需要未被满足
E. 自我实现的需要未被满足

42. 患者女性，36 岁。接受单侧乳腺癌根治术，住院期间丈夫形影不离周到照顾，可面对医师开具的出院证明，患者总以身体仍感不适频频推迟离院日期，根据纽曼的健康系统

模式论你判断她的行为源于
A. 个体内的压力源
B. 个体外的压力源
C. 人际间的压力源
D. 角色期望冲突
E. 病人角色过渡

43. 患者女性，44 岁。因子宫肌瘤切除术住在某医院妇科病区，她整日忧心忡忡，生怕夫妻关系因此恶化，在病区护士的悉心照顾与指导下，她不仅躯体上日渐康复，而且情绪良好，具备了正确认识和独立处理问题的能力。按照佩皮劳人际关系模式理论，她与护士的关系进入了
A. 确认期
B. 合作期
C. 开拓期
D. 认识期
E. 解决期

44. 患者男性，34 岁。鼻唇沟处有一感染化脓灶，以下治疗方法中哪项是错误的
A. 口服抗生素
B. 局部换药处理
C. 局部湿热敷
D. 局部冷疗
E. 肌内注射抗生素

45. 颈外静脉穿刺置管的患者，由于用力排便导致硅胶管内出现回血，为防止血块堵塞，护士应采用的冲管溶液为
A. 生理盐水
B. 稀释肝素溶液
C. 5%葡萄糖溶液
D. 5%葡萄糖氯化钠
E. 0.4%枸橼酸钠生理盐水

46. 患者男性，42 岁。胃、十二指肠溃疡急性穿孔后大量呕血，入院后给予静脉输注库存血 1000 ml，血液将输完时，患者出现神志淡漠，肌肉无力、麻木，心率缓慢、律不齐，呼吸深快，颜面潮红。此时患者可能发生
A. 高钾血症和酸中毒
B. 低钾血症和碱中毒
C. 高氯血症和酸中毒
D. 低氯血症和碱中毒
E. 高钠血症和酸中毒

47. 患者男性，32 岁，在 10 米高处维修电缆时不幸触电摔落地面。患者神志不清，血压 96/60 mmHg，心率 60 次/分，头部肿胀明显，颈部有严重的青紫瘀血。为使病人安全，现场为有效保证病人呼吸道通畅可应用
A. 气管插管
B. 托下颌法
C. 协助病人取侧卧位
D. 协助病人取平卧位，头偏向一侧
E. 气管切开

48. 患者男性，70 岁。因脑卒中后遗症肢体活动受限需要接受静脉给药治疗，他的三个孩子都在外省市工作，自己和老伴儿俩人住在某单位职工宿舍 5 层楼。按照奥伦的自理理论，他所面临的自我护理需要属于
A. 全补偿护理需要
B. 发展性的自理需要

C. 部分补偿护理需要　　D. 健康偏离性自理需要
E. 普遍性自理需要

49. 带教老师在临床带教过程中为了给实习护士创造机会，有合适的静脉穿刺对象时就对患者说："她虽然是个学生，但穿刺技术非常熟练，某某都是她穿刺的，而且每次都能成功，您能给她一次穿刺的机会吗？"在此护患沟通的过程中，带教老师使用的是
A. 劝说性语言　　B. 安慰性语言　　C. 指令性语言　　D. 鼓励性语言
E. 积极的暗示语言

50. 护士长清晨查房问新入院的患者："您今天感觉怎么样"，在沟通的层次中属于
A. 一般性沟通　　B. 陈述事实的沟通　　C. 分享个人的想法　　D. 分享感觉
E. 一致性沟通

51. 患者女性，43 岁。中暑，体温 41.5 ℃。按医嘱灌肠为病人降温，正确的是
A. 灌肠液用 0.1%～0.2%肥皂水　　B. 灌肠液温度为 4 ℃
C. 灌肠液量每次＜500 ml　　D. 灌肠时病人取右侧卧位
E. 灌肠后患者保留 1 小时排便

52. 患者男性，68 岁。因上呼吸道感染诱发慢性阻塞性肺病急性发作，入院后给予抗感染、平喘、祛痰治疗，欲输液总量为 800 ml，计划 5 小时输完，所用输液器滴系数为 15，则每分钟滴数为
A. 30 滴　　B. 35 滴　　C. 40 滴　　D. 45 滴
E. 50 滴

53. 患者女性，18 岁。因急性淋巴细胞白血病行静脉输血治疗。输血约 15 ml 后，主诉头部胀痛、四肢麻木、腰背部剧烈疼痛及胸闷，继而出现酱油色尿及黄疸。此时患者可能发生了
A. 空气栓塞　　B. 急性肺水肿
C. 溶血反应　　D. 枸橼酸钠中毒反应
E. 过敏反应

54. 患者男性，身高 160 cm，体重约 75 kg，颈粗肩宽，胸廓宽厚。查体：患者腹上角＞90°。该患者的体形描述应该是
A. 正力型　　B. 匀称型　　C. 瘦长型　　D. 无力型
E. 矮胖型

55. 患者女性，25 岁。夜间急诊入院，患者表情很痛苦、呼吸急促，伴有鼻翼翕动，口唇有疱疹、面色潮红，测体温 39 ℃。该患者属于
A. 急性病容　　B. 慢性病容　　C. 病危病容　　D. 休克病容
E. 恶性病容

56. 患者男性，患进行性肌营养不良3年，走路左右摇摆。该患者的步态是
A. 醉酒步态　B. 蹒跚步态　C. 共济失调步态　D. 剪刀步态
E. 间歇性跛行

57. 患者女性，45岁。头颅CT示脑出血，呼之不应，心跳70次/分，压眶上神经可躲避。该患者的意识为
A. 嗜睡　B. 昏睡　C. 浅昏睡　D. 深昏睡
E. 意识模糊

58. 15岁的小朱由西安跟随父母来到沿海开发区，他听不懂老师和同学们的语言，学习成绩下降，出现焦虑、紧张等不适症状。他的压力源来自于
A. 生理性压力源　B. 社会性压力源
C. 心理性压力源　D. 文化性压力源
E. 物理性压力源

A3型题

（59～60题共用题干）

患者男性，59岁。因尿潴留急诊来院。查体：患者膀胱膨隆，顶部可达脐部。遵医嘱立即给予导尿，导尿时应注意

59. 插尿管时将阴茎提起与腹壁呈
A. 10°角　B. 30°角　C. 45°角　D. 60°角
E. 90°角

60. 一次放尿量不超过
A. 300 ml　B. 500 ml　C. 1000 ml　D. 1200 ml
E. 1500 ml

（61～62题共用题干）

患者女性，18岁。恋爱失败后口服安眠药约80片，3小时后被发现其昏睡不醒，紧急送到医院。

61. 需立即对其进行洗胃，应用的溶液是
A. 温开水　B. 生理盐水
C. 2%～4%碳酸氢钠　D. 1:15000～1:20000高锰酸钾
E. 白醋

62. 洗胃过程中应注意
A. 水温为42 ℃　B. 洗胃溶液总量是1000 ml
C. 应用油类泻药　D. 灌入量与引出量平衡
E. 最好采用硫酸铜溶液

（63～64 题共用题干）

患者女性，75 岁。因两车相撞后从车内摔出，致颌面部、胸腹部多处外伤，经过积极抢救后无效，患者死亡。患者子女无法接受这一事实，一直在急诊室哭泣。

63. 护士为死者进行尸体护理时应当评估

A. 受伤的经过
B. 尸体的外观
C. 家属的态度
D. 死者的社交情况
E. 死者的经济状况

64. 为稳定家属的情绪，护士应采取的正确措施是

A. 告知家属不要大声哭泣，以免影响其他患者
B. 将尸体尽快送入太平间，劝说家属离院返家
C. 给家属示范尸体护理，让家属亲力亲为，可减轻悲伤
D. 安慰家属面对现实并指导家属办理病人死亡后的相关事宜
E. 鼓励家属尽情宣泄自己的情绪，请其他患者予以理解

（65～69 题共用题干）

患者女性，24 岁。确诊为白血病后住院治疗。今晨予以静脉输血治疗，输血即将结束时，出现皮肤瘙痒、荨麻疹、眼睑水肿，继而发生呼吸困难、喘憋。

65. 该患者可能发生了

A. 过敏反应
B. 支气管哮喘
C. 溶血反应
D. 循环负荷过重
E. 枸橼酸钠中毒反应

66. 若此时听诊肺部，可闻及

A. 干啰音
B. 湿啰音
C 水泡音
D. 哮鸣音
E. 胸膜摩擦音

67. 发生该反应的原因可能为

A. 输入异型血
B. 患者为过敏体质
C. 血液受到污染
D. 输血量过多
E. 血液滴入速度过快

68. 若病情继续恶化，可出现

A. 血红蛋白尿
B. 高热
C. 休克
D. 出血倾向
E. 手足抽搐

69. 以下处理措施中不正确的是

A. 吸氧
B. 气管切开
C. 停止输血
D. 使用激素
E. 0.1%肾上腺素 0.5～1 ml 静脉注射

（70～71 题共用题干）

某院护士，利用职务之便多次未经上级医师同意，擅自挪用吗啡为家中患晚期癌症的姐姐使用。

70. 此行为
A. 需要批评教育
B. 犯了贩毒、吸毒罪
C. 可以原谅
D. 属于监守自盗行为
E. 虽然不妥但情有可原

71. 对构成犯罪行为的医务人员依照刑法规定应承担的刑事责任是
A. 依法追究刑事责任
B. 给予罚款
C. 依法追究民事责任
D. 给予警告
E. 给予一年拘留

（72～73 题共用题干）

张护士在参与抢救失血性休克的患者时需要电话联系上级主管医师，之后在执行电话医嘱时应注意

72. 这时需要
A. 简单复述一次
B. 听到医嘱后直接执行
C. 重复一次，确认无误后执行
D. 盲目执行
E. 迅速执行自己听到的医嘱

73. 抢救结束后
A. 收拾抢救现场
B. 护士记录抢救时间、所用药物
C. 护士记录抢救时情况即可
D. 安置患者后记录抢救过程
E. 及时记录医嘱的各项情况，并督促医师及时补上书面医嘱

（74～75 题共用题干）

患者男性，45 岁。因“中耳炎”入院，入院后遵医嘱给予对症抗炎输液治疗。患者下肢瘫痪，生活不能自理。

74. 下列属于依赖性护理措施的是
A. 协助病人完成日常自理活动
B. 遵医嘱给予对症抗炎输液治疗
C. 为患者及家属进行健康教育
D. 减轻患者的恐惧感
E. 缓解患者便秘，为其进行灌肠

75. 下列属于医患合作性的健康问题的是
A. 尿潴留
B. 清理呼吸道无效
C. 高血压
D. 焦虑
E. 疲乏

（76～77 题共用题干）

患者男性，65 岁。尿失禁留置导尿管，定期进行膀胱冲洗。

76. 每次冲洗量是

A. 100 ml B. 200 ml C. 300 ml D. 400 ml
E. 500 ml

77. 冲洗液的温度是

A. 4 ℃ B. 22 ℃ C. 28 ℃ D. 40 ℃
E. 50 ℃

（78～79 题共用题干）

白血病患者，在输血后期出现皮肤瘙痒，眼睑、口唇水肿，继而发生呼吸困难，听诊两肺满布哮鸣音。

78. 该患者可能发生了

A. 枸橼酸钠中毒反应 B. 过敏反应
C. 溶血反应 D. 循环负荷过重
E. 空气栓塞

79. 临床为预防此类反应的发生，要求献血员在采血前 4 小时内禁食

A. 高糖和高脂肪食物 B. 高蛋白和高纤维素食物
C. 高糖和高蛋白食物 D. 高脂肪和高纤维素食物
E. 高蛋白和高脂肪食物

（80～84 题共用题干）

患者男性，25 岁。确诊慢性细菌性痢疾，遵医嘱予 1%新霉素保留灌肠。

80. 患者应取

A. 仰卧位 B. 左侧卧位 C. 右侧卧位 D. 俯卧位
E. 膝胸卧位

81. 应将患者的臀部抬高

A. 25 cm B. 20 cm C. 15 cm D. 10 cm
E. 5 cm

82. 灌肠液量应不超过

A. 50 ml B. 100 ml C. 200 ml D. 500 ml
E. 1000 ml

83. 应将肛管插入直肠

A. 4～7 cm B. 7～10 cm C. 10～15 cm D. 15～20 cm
E. 20～25 cm

84. 灌肠完毕以后药液应保留

A. 5 分钟 B. 10 分钟 C. 20 分钟 D. 30 分钟

E. 60分钟

（85～88题共用题干）

患者女性，20岁。溺水后被他人救起送到医院。护理体检：血压80/50 mmHg、脉搏130次/分钟、呼吸34次/分钟、SaO_2 74%，口鼻有大量的泡沫溢出，面色苍白，意识模糊，全身湿冷。

85. 该患者可能是发生了
A. 急性肺水肿 B. 肺栓塞 C. 肺炎 D. 阿–斯综合征
E. 急性呼吸衰竭

86. 给予患者吸氧，可有效提高其血氧饱和度，可选用的湿化液是
A. 冷开水 B. 生理盐水
C. 蒸馏水 D. 20%～30%乙醇
E. 75%乙醇

87. 此时该患者最主要的护理问题是
A. 活动无耐力 B. 有窒息的危险 C. 有受伤的危险 D. 焦虑
E. 潜在并发症

88. 针对首优问题，应采用的主要护理措施是
A. 心理护理 B. 随时吸痰
C. 定时翻身拍背 D. 应用约束带固定四肢
E. 为防止肺炎的发生，预防性应用抗生素

B型题

（89～90题共用备选答案）
A. 慢波睡眠Ⅰ期 B. 慢波睡眠Ⅱ期 C. 慢波睡眠Ⅲ期 D. 慢波睡眠Ⅳ期
E. 快波睡眠
89. 小儿遗尿多发生于
90. 恢复精力主要在

（91～93题共用备选答案）
A. 蓝色边 B. 黄色边 C. 绿色边 D. 黑色边
E. 红色边
91. 内服药标签为
92. 外服药标签为
93. 剧毒药标签为

（94～95题共用备选答案）
A. 1天 B. 2天 C. 1周 D. 3周

E. 5周

94. 库存血在4 ℃的冰箱内可保存
95. 白细胞浓缩悬液在4 ℃的冰箱内可保存

（96～97题共用备选答案）

A. 一级医疗事故　B. 二级医疗事故　C. 三级医疗事故　D. 四级医疗事故
E. 医疗过失

96. 造成患者重度残疾的属于
97. 造成患者明显人身损害的其他后果的属于

（98～100题共用备选答案）

A. 面罩法　B. 鼻导管给氧法　C. 氧气头罩法　D. 氧气枕法
E. 呼吸机供氧法

98. 小儿氧疗方法宜选用
99. 家庭氧疗、危重患者的抢救或转运途中宜选用
100. 呼吸衰竭甚至停止的患者宜选用

模拟试卷二答案与解析

1. B	2. E	3. A	4. C	5. B	6. B	7. C	8. B	9. C	10. A
11. B	12. C	13. A	14. B	15. B	16. C	17. D	18. A	19. D	20. D
21. C	22. D	23. B	24. B	25. B	26. D	27. A	28. C	29. C	30. A
31. E	32. A	33. E	34. E	35. A	36. D	37. B	38. C	39. B	40. B
41. E	42. A	43. E	44. C	45. B	46. A	47. B	48. D	49. E	50. A
51. B	52. C	53. C	54. E	55. A	56. B	57. C	58. D	59. D	60. C
61. D	62. D	63. C	64. D	65. A	66. D	67. B	68. C	69. E	70. D
71. A	72. C	73. E	74. B	75. C	76. E	77. D	78. B	79. E	80. B
81. D	82. C	83. D	84. E	85. A	86. D	87. B	88. B	89. D	90. E
91. A	92. E	93. D	94. D	95. B	96. A	97. D	98. C	99. D	100. E

1. **解析**：1977年美国罗彻斯特大学精神病学、内科学教授恩格尔（George L. Engel）正式提了生物–心理–社会医学模式。
2. **解析**：个案护理是指一个患者所需要的全部护理由一名当班护士全面负责，护理人员直接管理某个患者，即由专人负责实施个体化护理，常用于危重症患者、大手术后需要特殊护理的患者。

模式	方　法
个案护理	一个患者所需要的全部护理由一名当班护士全面负责
功能制护理	工作中心为主，以岗位分工
小组护理	一个或一组护士负责一组患者的护理方式
责任制护理	是由责任护士和相应辅助护士对患者进行有计划、有目的地整体护理
系统性整体护理	是以患者和人的健康为中心，全方位的最佳护理

3. **解析**：艾瑞克森心理社会发展学说八个阶段：①婴儿期（0～1.5岁）：基本信任和不信任的心理冲突；②儿童期（1.5～3岁）：自主与害羞（或怀疑）的冲突；③学龄初期（3～5岁）：主动对内疚的冲突；④学龄期（6～12岁）：勤奋对自卑的冲突；⑤青春期（12～18岁）：自我同一性和角色混乱的冲突；⑥成年早期（18～25岁）：亲密对孤独的冲突；⑦成年期（25～65岁）：生育对自我专注的冲突；⑧成熟期（65岁以上）：自我调整与绝望期的冲突。

4. **解析**：

认知发展过程的四个阶段

分期	年龄	特　点
感觉运动期	0～2岁	婴幼儿通过其身体的动作与感觉来认识周围的世界
前运思期	2～7岁	思维发展到了使用符号的水平，即开始使用语言来表达自己的需要，但思维尚缺乏系统性和逻辑性 以自我为中心，观察事物时只能集中于问题的一个方面而不能持久和分类
具体运思期	7～11岁	摆脱了自我为中心，能同时考虑问题的两个方面或更多方面，如能接受物体数目、长度、面积、体积和重量的改变 想法较具体，开始具有逻辑思维能力
形式运思期	12岁以后	思维迅速发展，进入纯粹抽象和假设的领域 能单独在心中整理自己的思想，并能按所有的可能性作推测和判断

5. **解析**：根据控制工作的基本类型质量三级结构理论，护理质量标准体系结构包括要素质量、环节质量和终末质量。①要素质量是指提供护理工作的基础条件质量，是构成护理服务的基本要素。内容包括：人员配备如编制人数、职称、学历构成等；可开展业务项目及合格程度的技术质量、仪器设备质量、药品质量、器材配备、环境质量（设施、空间、环境管理）、排班、值班传呼等时限质量、规章制度等基础管理质量。②环节质量是指各种要素通过组织管理形成的工作能力、服务项目、工作程序和工序质量。主要指护理工作活动过程质量。包括管理工作及护理业务技术活动过程。如执行医嘱、观察病情、患者管理、护理文件书写、技术操作、心理护理、健康教育等。③终末质量是指患者所得到的护理效果的质量。如皮肤压疮发生率、差错发生率、一级护理合格率及住院满意度、出院满意度等患者对护理服务的满意度调查结果等（B正确）。

6. **解析**：瘀血红润期：局部皮肤受压或潮湿后，出现红、肿、热、痛或麻木，短时间内不见消退，皮肤表面无破损。

7. **解析**：患者家属是患者病痛的共同承受者（E），是患者的心理支持者（D）、生活照顾者（B），也是治疗护理过程的参与者（A）；是护士沟通和联络患者感情、调整护患关系的重要纽带。因此，护士不仅要与患者建立良好的人际关系，还要与患者家属保持良好的人际关系。
8. **解析**：①一级评估：收集与四个效应方面有关的输出行为（生理功能、自我概念、角色功能、相互依赖）；②二级评估：评估与无效反应有关的主要刺激、相关刺激和固有刺激。
9. **解析**：佩普劳将护患关系的发展分为4个时期：①认识期：护士和病人互相认识的阶段。此期病人有寻求专业性帮助的需要；护士通过收集病人资料增进双方了解。②确定期：护士确定适当的专业性帮助的阶段。此期病人对护士做出选择性反应，可有独立自主、不依赖护士或与护士相互依赖或被动地完全依赖护士3种情况，并表达其对健康问题的认识；护士通过观察病人和收集资料找出病人存在的问题。确定为病人提供何种帮助，制订护理计划。③开拓期：病人从护理过程中获益，健康逐渐恢复，此期病人易出现依赖与独立的冲突，护士应帮助病人恢复自理能力。④解决期：此期病人需要得到满足，身体基本康复，情绪良好；护士帮助病人恢复生理上和心理上的自理能力。
10. **解析**：因抢救急危患者未能及时书写病历的，应当在抢救结束后6小时内据实补记，并加以注明。必须保证医疗护理病历内容客观、真实、完整，对病历要实施科学管理。
11. **解析**：《医疗事故处理条例》规定，发生重大医疗事故的医疗机构应在12小时内报告所在地卫生行政部门。
12. **解析**：在患者提出质疑时，首先应找医生核实医嘱，待无误后执行。
13. **解析**：根据名称，护理诊断分为3种：现存的、危险的、健康的护理诊断。陈述方式包括三个要素：问题（P），即护理诊断的名称；相关因素（E），多用“与……有关”来陈述；症状和体征（S）。又称为PES公式。
14. **解析**：常量元素又称无机盐元素，包括钙、磷、钠、氯、镁、钾、硫等七种，既是构成人体组织的基本元素，又是维持体内酸碱平衡、调节各种生理机能的重要元素，共占无机盐的60%～80%。微量元素包括铁、铜、锌、钴、锰、铬、硒、钒、碘、氟、硅、镍、锡、钼等14种，它们在人体内含量极少，只占体重的万分之一。
15. **解析**：插管过程中，出现恶心、呛咳、呼吸困难等现象时，先判断胃管是否在口咽部或胃部。
16. **解析**：世界卫生组织（WHO）将疼痛等级分为：①0级：不痛；②Ⅰ级：轻度痛，为间歇痛，可不用药；③Ⅱ级：中度痛，为持续痛，影响休息，需用止痛药；④Ⅲ级：重度痛，为持续痛，不用药不能缓解疼痛；⑤Ⅳ级：严重痛，为持续剧痛伴血压、脉搏等变化。
17. **解析**：跟骨及胫骨结节牵引时，头低足高位利用人体重力作为反牵引力；头高足低位适用于颈椎骨折病人；俯卧位适用于腰、背、臀部有伤口或脊椎手术后，胃肠胀气所致腹痛等；半坐卧位适用于心肺疾患引起呼吸困难的病人，胸、腹、盆腔手术后或有炎症的病人，某些面部及颈部手术后，疾病恢复期体质虚弱的病人。

18. **解析**：肌内注射侧卧位时上腿伸直，下腿稍弯曲。
19. **解析**：保留灌肠的溶液：镇静、催眠——10%水合氯醛；肠道内感染——2%小檗碱、0.5%～1%新霉素及其他抗生素等。
20. **解析**：易被热破坏的药物：2～10 ℃保存，如各种疫苗、抗毒血清、白蛋白、青霉素皮试液等。
21. **解析**：除针栓可以用手直接接触，其余部位均无菌，不能用手直接接触。
22. **解析**：预防接种常选择在三角肌下缘。
23. **解析**：对强迫障碍病人进行耐心细致的解释和心理教育，使病人了解其疾病的性质，指导病人把注意力从强迫症状转移到日常生活、学习和工作中去，有助于减轻病人的焦虑。选项中跟心理教育有关的为B。
24. **解析**：皮试液为2500 U/ml的链霉素生理盐水溶液，皮内注射0.1 ml，含链霉素250 U。
25. **解析**：破伤风抗毒素皮试液150 IU/ml，皮内注射皮试液0.1 ml（15 IU）。
26. **解析**：使用破伤风抗毒素间隔时间超过一周时，应重新做过敏试验。
27. **解析**：口罩应勤换洗，如有潮湿应立即更换。若接触严密隔离的病人，应每次更换。使用一次性口罩不得超过4小时。
28. **解析**：需加入蒸馏水=（500×95%–500×70%）/70%
29. **解析**：新鲜血4 ℃的常用抗凝保养液中，保存一周。
30. **解析**：冷疗的时间15～30分钟，时间过长出现继发效应，会抵消治疗效果。
31. **解析**：足底用冷疗—反射性引起末梢血管收缩，影响散热；一过性的冠状动脉收缩。
32. **解析**：弛张热：体温在39.0 ℃以上，但波动幅度大，24小时内体温差达1 ℃以上，最低体温仍超过正常水平，常见于败血症等。
33. **解析**：非语言沟通包括辅助语言和类语言、表情体态、人体触摸和空间环境四大类。健康宣教资料属于书面沟通。
34. **解析**：临床上病人一旦出现意识丧失，大动脉搏动消失即可诊断为心脏骤停，所以轻拍呼喊病人，判断是否意识丧失，触摸颈动脉判断大动脉搏动是否消失。
35. **解析**：服毒6小时内洗胃效果最好
36. **解析**：洗胃的禁忌证包括：强腐蚀性毒物（如强酸、强碱）中毒、肝硬化伴食管胃底静脉曲张、胸主动脉瘤、近期内有上消化道出血及胃穿孔、胃癌等。
37. **解析**：多饮水及多食富含纤维素食物，可以保持大便通畅。
38. **解析**：为高热病人降温一般用大量不保留灌肠，常用溶液为0.1%～0.2%肥皂液、生理盐水，成人每次用量500～1000 ml，儿童每次200～500 ml；溶液温度以39～41 ℃为宜，降温时用28～32 ℃，中暑病人用4 ℃生理盐水，降温灌肠保留30 min后再排出，排便后30 min再测并记录。
39. **解析**：慢性菌痢病人（病变多在乙状结肠和直肠），取左侧卧位；阿米巴痢疾病人（病变多在回盲部），取右侧位。肛管插入深度为10～15 cm，液面与肛门的距离＜30 cm，灌入速度要慢。拔出肛管后，嘱病人忍耐，药液保留1 h以上。
40. **解析**：粒细胞性白血病病人具有高度易感性，需进行保护性隔离，保护高度易感人群免受感染。

41. **解析**：病人违反医嘱是因工程图不能如期上报，既不是生理需要，也不是安全需要，而是工作未完成，自我社会价值未实现，即自我实现的需要未被满足。
42. **解析**：因病人丈夫住院期间照顾周到，所以压力源不是来源于个体外，患者以身体仍感不适频频推迟出院，说明压力来源于个体内。
43. **解析**：患者不仅躯体康复，而且情绪良好，具备了正确认识和独立处理问题的能力，说明问题已经解决，进入了解决期。
44. **解析**：患者鼻唇沟处有一感染化脓灶，属于面部危险三角区感染。该处血管丰富，又无静脉瓣，且与颅内海绵窦相通，禁忌热疗（C 错误）。热疗能使血管扩张，血流加快，细菌及毒素会进入血液循环，导致炎症扩散，造成颅内感染和败血症。
45. **解析**：肝素有纤溶作用，可以防止阻塞血管。
46. **解析**：输注库存血出现肌肉无力、麻木，心率缓慢提示高钾血症；呼吸深快，颜面潮红提示酸中毒。
47. **解析**：有颈部损伤时，不能使头部后仰，以免进一步加重颈椎损伤，此种情况下，采用托颌法开放气道较安全，用双手置于病人头部两侧下颌角，肘部支撑在病人躺的平面上，用力向前上托起下颌，并使头向后仰。
48. **解析**：因为根据奥伦的自我护理结构可将自理需要分为普遍性、发展性和健康偏离性需要，所以个体在发生疾病、遭受创伤或特殊病理变化等情况下会产生健康偏离性自理需要，故选 D。
49. **解析**：积极地暗示，使患者在心理上接受。
50. **解析**：患者为新入院，在查房中护士长通过社交性话题帮助建立初步的信任关系，属于一般性沟通。
51. **解析**：中暑患者应用 4 ℃冰盐水大量不保留灌肠。
52. **解析**：根据公式：每分钟滴数=液体总量（ml）×滴系数/输液时间（分钟）可计算得出。
53. **解析**：发生溶血反应时，由于凝集的红细胞发生溶解，大量血红蛋白释放进入血浆，患者可出现黄疸和血红蛋白尿。
54. **解析**：矮胖型（超力型）的特点：身体粗壮、颈粗肩宽、胸廓宽厚、腹上角＞90°。
55. **解析**：急性病容表现为面色潮红、鼻翼翕动、口唇有疱疹，表情痛苦，见于肺炎球菌性肺炎。
56. **解析**：进行性肌营养不良患者，走路时身体左右摇摆称蹒跚步态，
57. **解析**：浅昏睡的表现为意识大部分丧失，无自主运动，对声、光刺激无反应，对疼痛刺激可有痛苦表情及躲避反应，瞳孔对光反射、角膜反射眼球运动、吞咽反射、咳嗽反射等可存在，呼吸、心跳、血压无明显改变。
58. **解析**：因为一个人从自己熟悉的文化环境来到一个完全陌生的文化环境中会出现紧张、焦虑等不适应的反应是文化性压力源。
59. **解析**：使阴茎与腹壁呈 60° 角，耻骨前弯消失，利于尿管插入。
60. **解析**：对膀胱高度膨胀的患者，放尿速度不可过快，一次放尿量不得超过 1000 ml，以

防腹腔内压力突然降低，血液大量滞留在腹腔血管内，引起血压下降而虚脱；另外膀胱内压突然降低，也可导致膀胱黏膜急剧充血而发生血尿。

62. **解析**：巴比妥类（安眠药）药物中毒后应选用 1:15000～1:20000 的高锰酸钾溶液进行洗胃；洗胃过程中应注意灌入量与引出量平衡。

63. **解析**：尸体护理前评估的内容包括患者的诊断、治疗、抢救经过，死亡原因和时间；尸体的清洁程度，伤口及引流管等；死者家属对死者的态度。

64. **解析**：针对丧亲者，护士应认真进行尸体护理。尊重死者，安慰生者；安排适宜场所，鼓励家属宣泄感情；对丧亲者给予心理疏导；提供一定的生活指导对丧亲者进行随访。

65. **解析**：大多数过敏反应发生在输血后期或即将结束时，轻者出现皮肤瘙痒、荨麻疹、轻度血管性水肿，如眼睑、口唇水肿；重者因喉头水肿出现呼吸困难，两肺闻及哮鸣音，甚至发生过敏性休克。

66. **解析**：因致敏物质引起肺小支气管痉挛而致肺部听诊出现哮鸣音。

67. **解析**：如患者系过敏体质，输入血液中的异体蛋白同过敏机体的蛋白质结合，形成完全抗原而致敏。血液受到污染可导致发热反应；输入异型血可导致溶血反应的发生；输血量过多、滴入过快可导致循环负荷过重。

68. **解析**：过敏反应严重者可因微循环障碍而发生过敏性休克。

69. **解析**：应为 0.1%肾上腺素 0.5～1 ml 皮下注射，其余选项均正确。

72. **解析**：电话医嘱执行的口头医嘱，护士必须向医生复述一遍，双方确认无误后执行，抢救完毕，请医生及时补写医嘱与处方。

74. **解析**：①依赖性的护理措施：即遵医嘱执行的措施。②合作性的护理措施：是护士与其他医务人员协作采取的措施。③独立的护理措施：是不依赖医嘱，护士独立提出和采取的措施。包括：协助病人完成日常自理活动；治疗性的措施；病情及心理活动的观察；进行健康教育与咨询；提供心理支持；制订出院计划等。

76. **解析**：用输液瓶冲洗，每次 500 ml 氯化钠溶液，温度 38～40 ℃。膀胱有出血的用冷冲洗液，每日冲洗 2～3 次，每次药液 50～100 ml。膀胱手术后的冲洗液量不超过 50 ml。

77. **解析**：冲洗液温度 38～40 ℃。前列腺肥大摘除手术后病人用冰生理盐水灌洗。

84. **解析**：药液注入完毕，保留药液 1 小时以上，使药液充分被吸收。

94. **解析**：库存血在 4 ℃的冰箱内可保存 2～3 周。

95. **解析**：白细胞浓缩悬液 4 ℃保存，48 小时内有效。

96. **解析**：造成患者死亡、重度残疾的属于一级医疗事故。

97. **解析**：造成患者明显人身损害的其他后果的属于四级医疗事故。

98. **解析**：小儿氧疗方法宜选用氧气头罩法。将患者头部置于头罩里，罩面上有多个孔，可以保持罩内一定的氧浓度、温度和湿度。

99. **解析**：氧气枕法可用于家庭氧疗、危重患者的抢救或转运途中，以代替氧气装置。

100. **解析**：人工呼吸机常用于各种原因所致的呼吸停止或呼吸衰竭的抢救以及麻醉期间的管理。